Christoph Delp

PERFEKTES WORKOUT MIT KLEINGERÄTEN

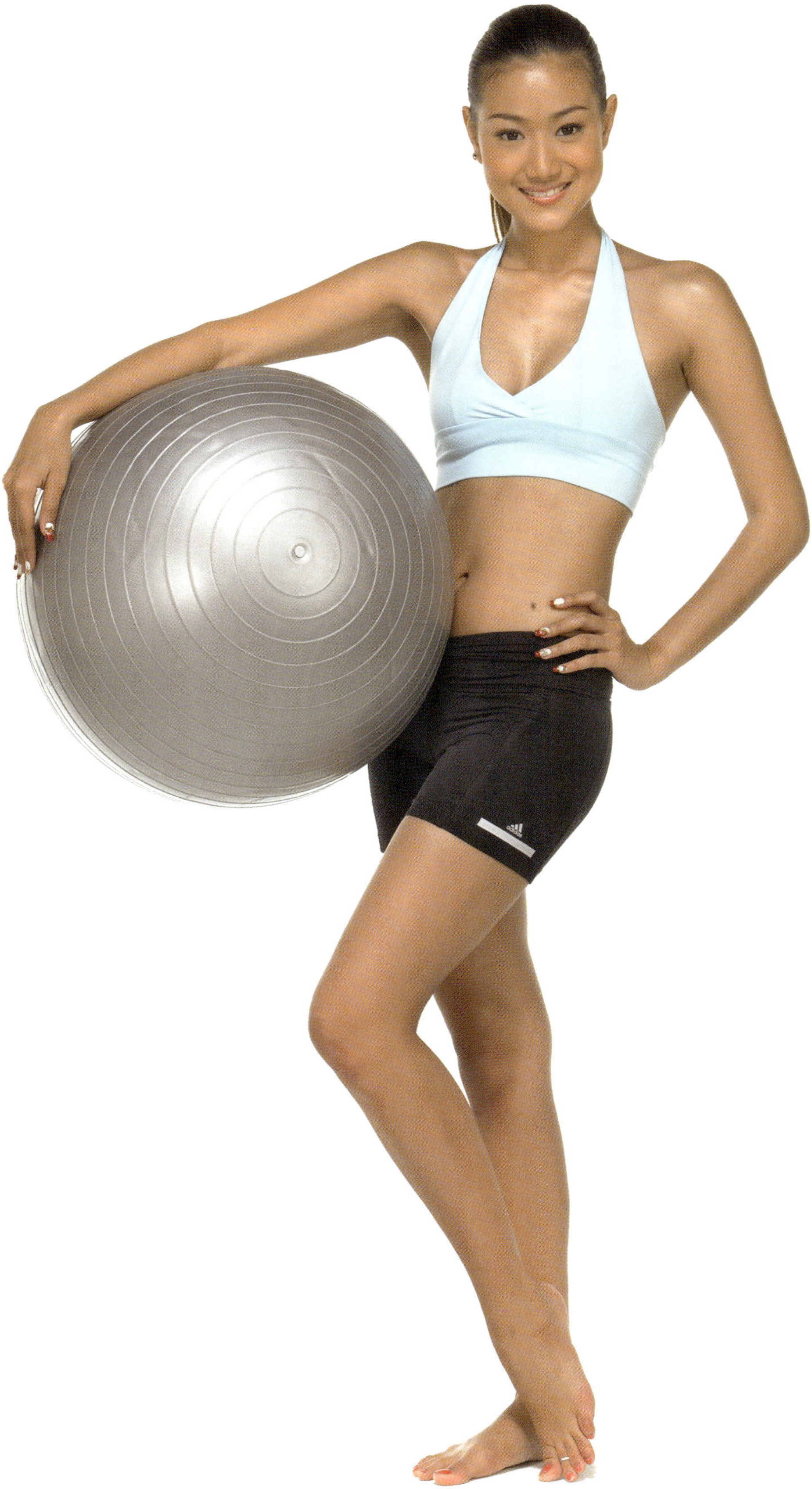

Christoph Delp

PERFEKTES WORKOUT MIT KLEINGERÄTEN

pietsch

Einbandgestaltung: Luis Dos Santos
Titelbild: Nopphadol Viwatkamolwat
Bildnachweis siehe Seite 110

ISBN 978-3-613-50566-7

1. Auflage 2008

Sie finden uns im Internet unter: www.pietsch-verlag.de

Lektor: Oliver Schwarz
Innengestaltung: Jürgen Knopf, Printprodukte, 74321 Bietigheim
Druck und Bindung: KokoProduktionsservice, 70900 Ostrava
Printed in Czech Republic

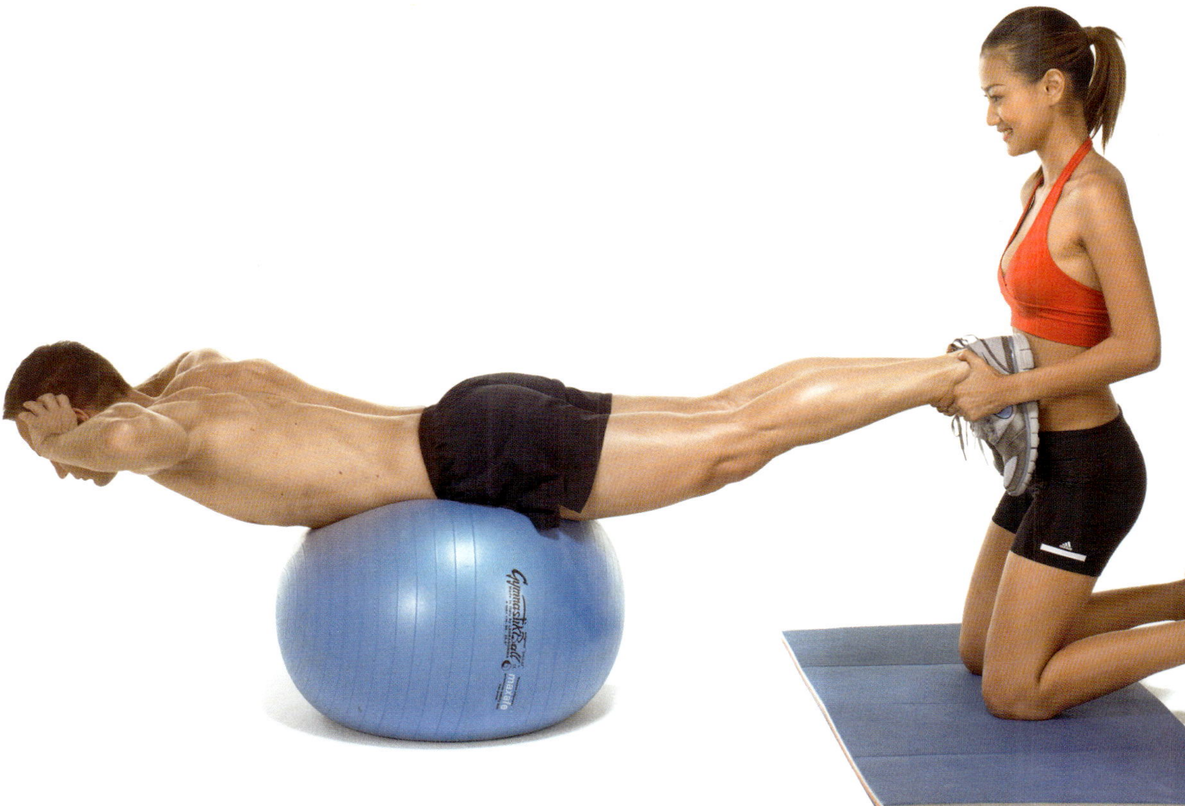

Danksagung des Verfassers

Ich bedanke mich bei meiner Familie für die Unterstützung, insbesondere bei der Praxis für Krankengymnastik von Anne Delp und Angela Spranger-Delp; bei Nongnuch Rasri für die Unterstützung und das Verständnis; bei Oliver Schwarz (Pietsch Verlag) für die Unterstützung zur Verwirklichung meiner Buchprojekte; bei Jürgen Knopf für die gelungene Buchgestaltung; bei dem Fotographen Nopphadol Viwatkamolwat für die schönen Bilder und natürlich bei dem Model Nan für die hervorragende Zusammenarbeit.

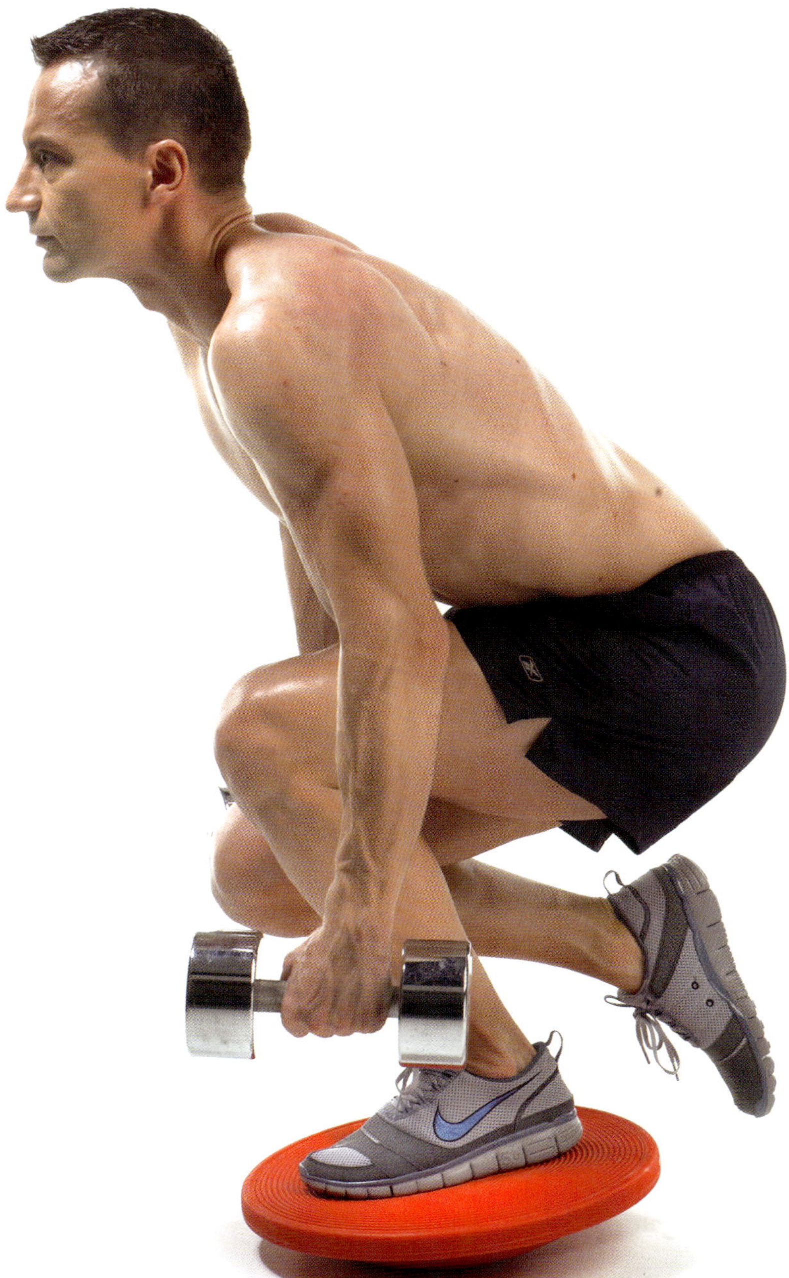

Inhalt

Teil I: Grundlagen

Die vielen Fitnessbegeisterten testen immer neue Methoden und innovative Trainingskonzepte. Dabei wird häufig auf Übungen mit Kleingeräten wie Stretchband, Gymnastikball und Therapiekreisel zurückgegriffen. Diese Übungen führen zu hervorragenden Trainingsergebnissen, da der Körper nicht an starre Bewegungsmuster wie bei den Maschinenübungen im Studio gebunden ist. Somit wird der Körper geschult, das Muskelzusammenspiel zu verbessern. Außerdem wird bei Übungen auf beweglichem Untergrund, wie dem Gymnastikball, die Core-Muskulatur gekräftigt, da die Übungen ausbalanciert werden müssen, um die Position halten zu können.

Das Training mit Kleingeräten beweist seinen Nutzen schon seit vielen Jahren in der Krankengymnastik, weshalb diese Geräte in Praxen für Krankengymnastik zu der Grundausstattung gehören. Mittlerweile wird auch verstärkt von Personaltrainern und in Kursen in den Fitnessstudios auf Kleingeräte zurückgegriffen, um das Training effektiv und abwechslungsreich zu gestalten. Es sind zahlreiche Übungsvariationen und Intensivierungen möglich, so dass jegliche Trainingseintönigkeit vermieden wird.

Dieses Buch zeigt Ihnen, wie Sie mit Kleingeräten Ihre Fitnessziele verwirklichen. Es stellt die besten Übungen vor, ebenso wie effektive Trainingsprogramme für unterschiedliche Leistungsniveaus. Auch erhalten Sie wichtige Informationen zur eigenständigen Trainingsplanung. Nutzen Sie dieses Buch, gleich ob Sie Fitnesseinsteiger oder bereits geübter Fitnesssportler sind, um den Körper mit den neusten wissenschaftlichen Erkenntnissen optimal zu trainieren.

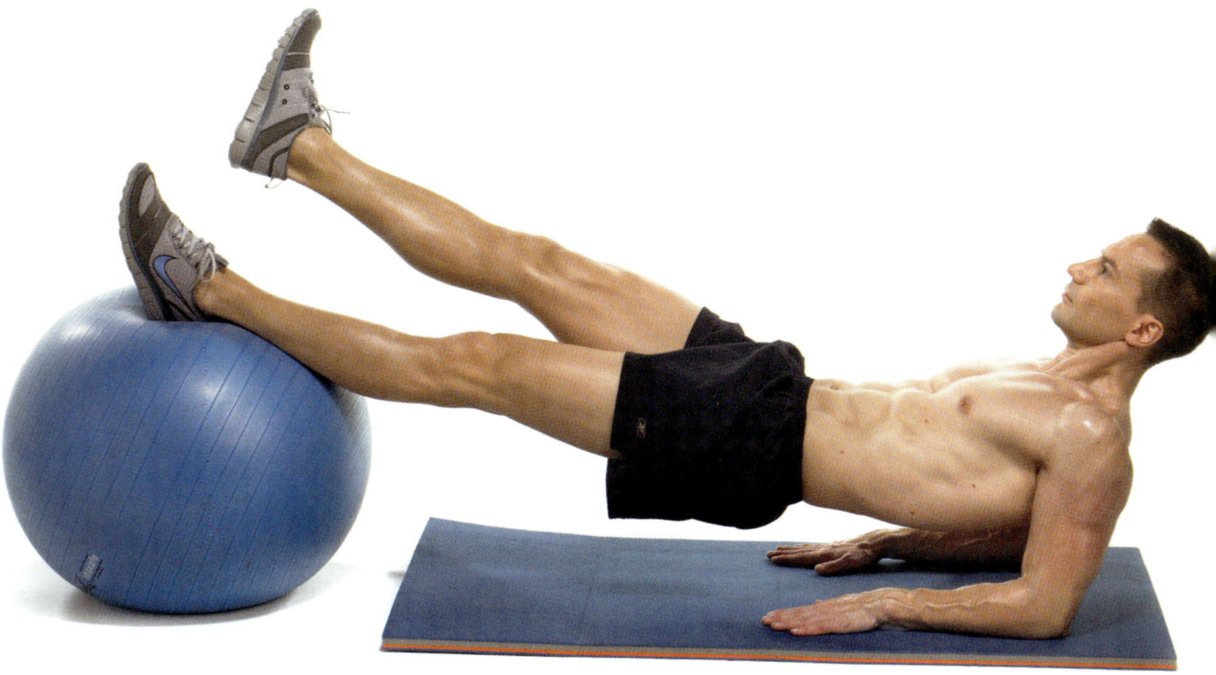

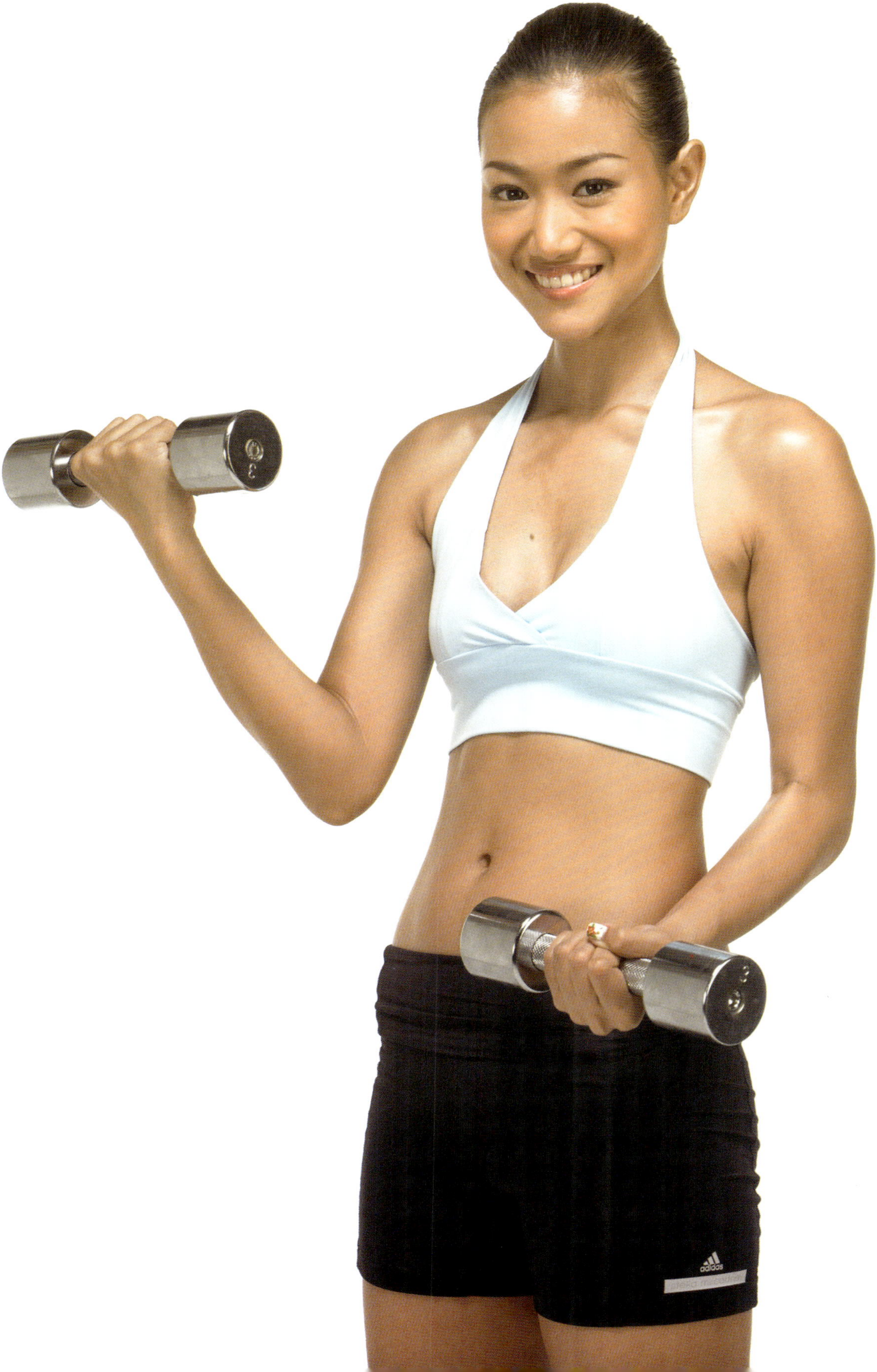
adidas

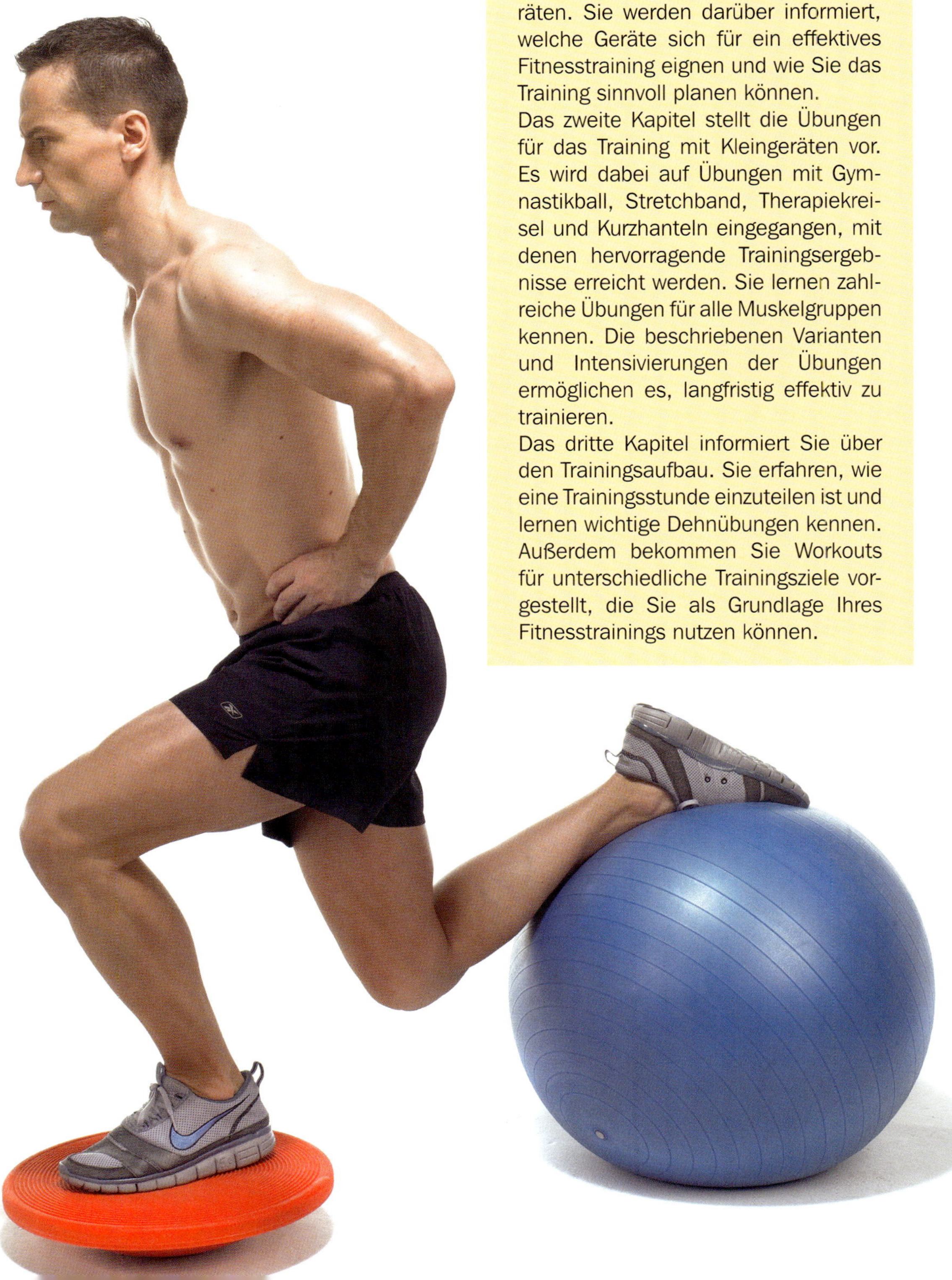

Zum Buchaufbau

Das Buch bietet im ersten Kapitel Grundwissen zum Training mit Kleingeräten. Sie werden darüber informiert, welche Geräte sich für ein effektives Fitnesstraining eignen und wie Sie das Training sinnvoll planen können.

Das zweite Kapitel stellt die Übungen für das Training mit Kleingeräten vor. Es wird dabei auf Übungen mit Gymnastikball, Stretchband, Therapiekreisel und Kurzhanteln eingegangen, mit denen hervorragende Trainingsergebnisse erreicht werden. Sie lernen zahlreiche Übungen für alle Muskelgruppen kennen. Die beschriebenen Varianten und Intensivierungen der Übungen ermöglichen es, langfristig effektiv zu trainieren.

Das dritte Kapitel informiert Sie über den Trainingsaufbau. Sie erfahren, wie eine Trainingsstunde einzuteilen ist und lernen wichtige Dehnübungen kennen. Außerdem bekommen Sie Workouts für unterschiedliche Trainingsziele vorgestellt, die Sie als Grundlage Ihres Fitnesstrainings nutzen können.

1. Wissenswertes zum Training mit Kleingeräten

Warum Training mit Kleingeräten?

Beim Fitnesstraining mit Kleingeräten werden solche Hilfsmittel eingesetzt, die den Körper herausfordern, die Übung auszubalancieren und die somit Kraft und Koordination fördern. Die Übungen sind komplexe Kraftübungen (wie Übung K 42: Beine anziehen und Liegestütz). Sie kräftigen zahlreiche Muskelgruppen, insbesondere die Core-Muskulatur und zielen darauf ab, das Muskelzusammenspiel zu verbessern.
Die Geräte sind im Fitnessstudio und oftmals zu Hause bereits vorhanden. Und falls nicht, können Sie diese Geräte kostengünstig erwerben.

Gute Gründe

Fitnesstraining mit Kleingeräten hat zahlreiche positive Effekte für die Gesundheit und das Wohlbefinden, ebenso wie für die sportliche Leistungsfähigkeit. Um die Effekte zu erzielen, müssen Sie die in diesem Buch vorgestellten Trainingsmethoden nutzen und die Muskelgruppen Ihres Körpers ausgeglichen trainieren.

Körperkräftigung und Krafterhalt

Regelmäßig ausgeführtes Fitnesstraining bewirkt eine deutliche Kraftsteigerung, was Sie bei einer Vielzahl von Alltagstätigkeiten feststellen werden, wie beim Treppensteigen und Tragen von Getränkekisten. Mit Fitnesstraining vergrößern Sie das vorhandene Kraftpotential; ebenso verbessern Sie durch die komplexen Übungen mit Kleingeräten das Muskelzusammenspiel und lernen somit, Ihr Kraftpotential besser einzusetzen.
Außerdem verhindert das Training eine altersbedingte Kraftabnahme. Bei Untersuchungen wurde vielmehr festgestellt, dass auch Frauen und Männer im Seniorenalter mit gemäßigtem Krafttraining ihre Muskelkraft noch deutlich steigern können.

Körperformung

Das Fitnesstraining mit Kleingeräten gestaltet die Körperproportionen. Durch die Auswahl von Trainingsprogramm und -methode lässt sich gezielt auf den gewünschten Körperbau hintrainieren. Das Training verbrennt zahlreiche Kalorien während und nach dem Training. Auch vergrößert sich durch regelmäßiges Training die Muskelmasse, was den Energiegrundumsatz des Körpers steigert und dazu führt, dass auch in der Ruhephase mehr Kalorien verbrannt werden. Mit dem Fitnesstraining können Sie das Körperfett deutlich reduzieren, wenn Sie eine negative Tageskalorienbilanz erreichen, was bedeutet, dass Sie weniger Kalorien aufnehmen als Sie verbrauchen. Nähere Informationen bietet das Buch „Sixpack-Trainer" (C. Delp; Verlag pietsch 2006).
Außerdem entwickelt das Fitnesstraining mit Kleingeräten einen vitalen und sportlichen Körper, wozu aufrechte Körperhaltung und dynamischer Gang gehören, und führt somit zu einer attraktiven und positiven Erscheinung.

Effektives Home-Training

Die Übungen in diesem Buch können im eigenständigen Training daheim durchgeführt werden. Die Anschaffung von Stretchband und Gymnastikball sind mit relativ geringen Kosten verbunden. Auch Kurzhanteln und Therapiekreisel lassen sich relativ kostengünstig erwerben.
Das Training mit dem Stretchband ermöglicht freie und natürliche Bewegungen, was im Gegensatz zum Training an Maschinen steht, an denen die Bewegungen durch die Maschinenachsen fest vorgegeben sind.
Die Technikausführung wird bei Übungen mit beweglichem Untergrund deutlich verbessert, da die Übungen durchgehend ausgeglichen werden müssen, um nicht von dem Trainingsgerät herunterzufallen. Beispielsweise können bei Hantelübungen auf einem Gymnastikball so weniger Fehlstellungen als bei der Ausführung auf einer festen Hantelbank eingenommen werden.

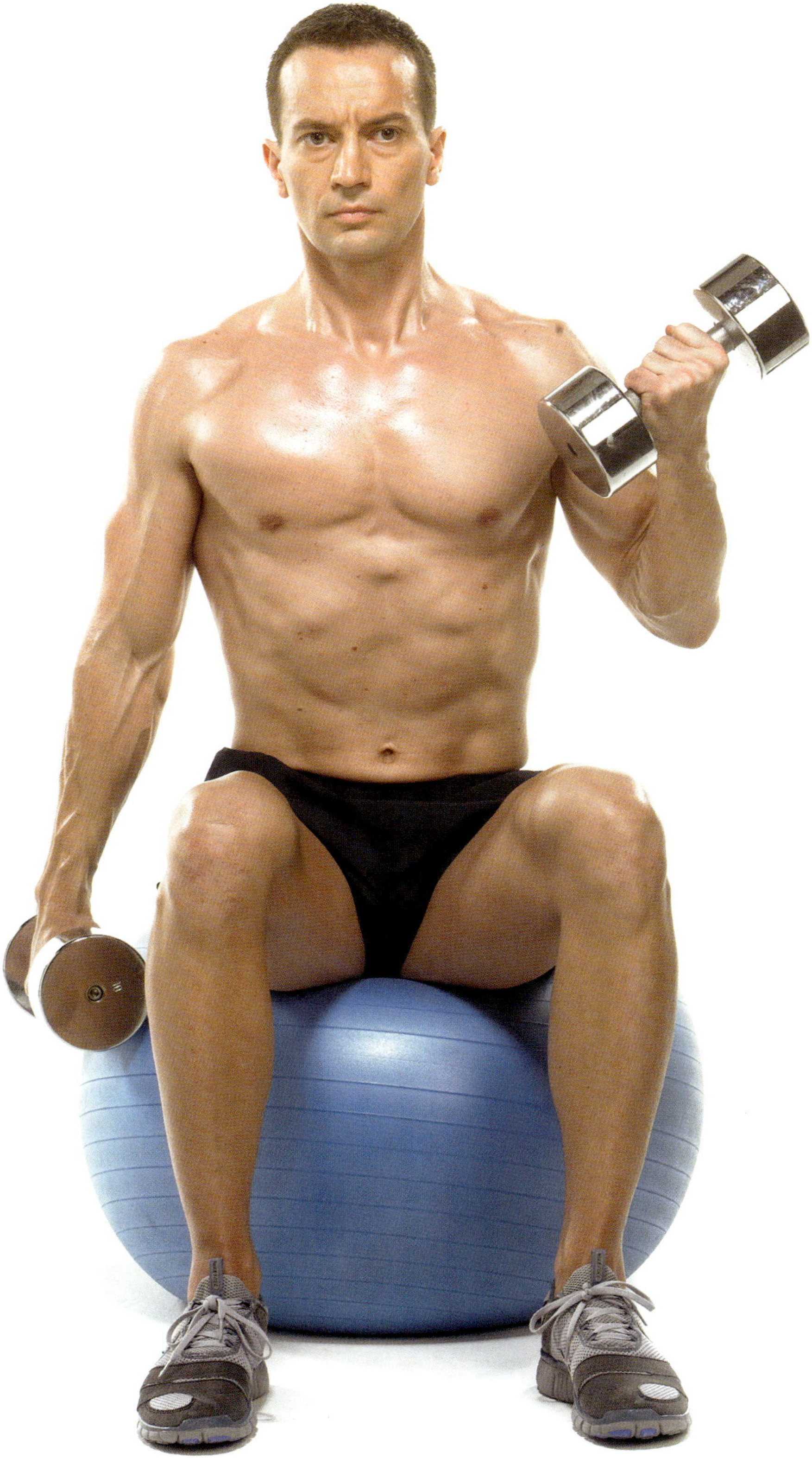

Kräftigung der Core-Muskulatur

In den letzten Jahren hat sich herausgestellt, wie wichtig das Training der Core-Muskulatur ist, um gesundheitlichen Beeinträchtigungen vorzubeugen, sowie sportliche Höchstleistungen erbringen zu können.
Mit den Core-Muskeln sind die tiefen Muskeln gemeint, die die Wirbelsäule stabilisieren. Diese Muskeln sind nicht sichtbar, da sie von anderen Muskelgruppen verdeckt sind. Diese stabilisierenden Muskeln sind an allen Bewegungen beteiligt. Ihr Training dient der Verletzungsvorbeugung, da sie den Körper bei allen Bewegungen stabilisieren. Sie ermöglichen ebenso eine große Kraftfreisetzung im Alltag und im Sport.
Mit Training auf beweglichem Untergrund, wie dem Gymnastikball, werden diese Muskeln optimal gefördert, da sie den Körper ausbalancieren müssen, um die Position auf dem Gerät halten zu können.

Trainingsvariation

Wenn Sie immer nach dem gleichen Programm trainieren, gewöhnt sich Ihr Körper an die Anforderungen. Der Körper kann dann sein Leistungsvermögen nicht weiter verbessern.
Das Training mit Kleingeräten ermöglicht, den Körper mit neuen Trainingsreizen zu stimulieren. Es bietet somit Trainingsvariationen, die helfen, das Leistungsvermögen zu verbessern. Außerdem sind die Übungen abwechslungsreich und es bestehen unbegrenzte Intensivierungsmöglichkeiten. So kann der Übende seine Anforderungen kontinuierlich erhöhen und das Training bleibt über eine andauernde Zeitspanne hinweg interessant und motivierend.

Häufige Fragen

Auf typische Fragen zum Fitnesstraining mit Kleingeräten wird hier eingegangen.

Sind Übungen mit Kleingeräten oder Übungen mit Maschinen effektiver?
Jede Ausprägung des Krafttrainings hat Vor- und Nachteile, weshalb es nicht sinnvoll ist, eine Differenzierung in der Form vorzunehmen, dass eine Trainingsform effektiver als die andere bezeichnet wird. Im eigenständigen Training können Sie aus den Kleingeräte-Übungen sinnvolle Trainingsprogramme zusammenstellen, mit denen Sie den Körper effektiv trainieren. Aber auch das Training an Fitnessmaschinen hat positive Effekte, beispielsweise für Einsteiger zum Masseaufbau und nach einer Verletzung.
Schließen Sie keine Trainingsform grundsätzlich aus, sondern nutzen Sie die Übungen aus den unterschiedlichsten Trainingsformen, die sich für den momentan ausführten Trainingszyklus, die Trainingsziele und die vorhandenen Möglichkeiten am besten eignen.

Kann man mit Kleingeräten eine kräftige Muskulatur aufbauen?
Die Übungen mit Kleingeräten kräftigen Ihre Muskulatur, wobei Sie gleichzeitig Muskulatur aufbauen. Diese Übungen sind jedoch zumeist komplexe Übungen, d. h. sie aktivieren mehrere Muskelgruppen. Es ist deshalb schwierig eine Muskelgruppe, wie die vordere Oberarmmuskulatur, isoliert zu kräftigen. Wenn Sie einzelne Muskelgruppen isoliert kräftigen wollen, können Sie diese Trainingsziele durch die Nutzung von Kurzhanteln mit Gewichtsabstufung verwirklichen.
Wie groß der Trainingseffekt für den Muskelwachstum ist, hängt von der ausgeführten Trainingsmethode ab, von Ihrer körperlichen Veranlagung und davon, ob Sie genügend Eiweiß für den Muskelaufbau zu sich nehmen. Die Muskelaufbau-Methode ist für den Muskelwachstum am effektivsten. Bei dieser Methode wird die Übungsintensität so gewählt, dass eine Muskelermüdung nach langsam ausgeführten 8–12 Wiederholungen auftritt.

Wie kann man das Training mit Kleingeräten intensivieren?
Wenn Sie bei einer Kleingeräte-Übung die anvisierte Wiederholungszahl überschreiten, können Sie die Übung variieren oder intensivieren. Im Gewichtstraining kann die Inten-

sivierung in exakten Schritten vorgenommen werden, was im Training mit Kleingeräten nur mit Kurzhanteln möglich ist. Doch bietet jede Form des Kleingerätetrainings zahlreiche Intensivierungsmöglichkeiten. Es kann beispielsweise beim Training mit dem Stretchband ein dickeres Band und beim Training mit dem Fitnessball ein abstützender Fuß vom Boden angehoben werden. So bestehen keine Belastungsgrenzen und die Muskulatur kann immer intensiver trainiert werden.

Kann das Training mit Kleingeräten in ein Stadium von Übertraining führen?
Wie mit jeder anderen Trainingsform können Sie auch bei dem Training mit Kleingeräten in einen Zustand von Übertraining kommen. Nach jedem Training benötigt der Körper Zeit zur Regeneration, damit er das alte Leistungsniveau wieder herstellen und es nach einem überschwelligen Trainingsreiz verbessern kann. Die Trainingspause darf allerdings nicht zu lange sein, da ansonsten der Körper seine Leistungsfähigkeit wieder abbaut und dann keine Leistungsverbesserung mehr möglich ist. Nähere Informationen zu diesen als „Superkompensation" bekannten Prozessen liefert „Das große Fitness-Buch" (C. Delp, Verlag pietsch 2006).
Üblicherweise wird empfohlen, nach einem intensiven Krafttraining die beanspruchten Muskelgruppen 1–3 Tage zu regenerieren. Wie lange der Körper aber tatsächlich zur Regeneration und Anpassung benötigt, hängt von der Reizintensität, dem Trainingszustand und der ausgeführten Trainingsmethode ab. Für beste Trainingseffekte müssen Sie auf Ihren Körper achten. Wenn Sie sich fit und leistungsbereit fühlen, dann können Sie trainieren. Stellen sich jedoch Zeichen von Übertraining ein, dann reduzieren Sie die Trainingsintensität oder lassen eine Trainingseinheit ausfallen.
Typische Zeichen für ein Übertraining sind: Sie schlafen schlecht und schwitzen dabei, ebenso sind Sie unruhig und müde und können keine Leistungsverbesserung feststellen. Weitere Zeichen sind, dass Sie sich kraftlos

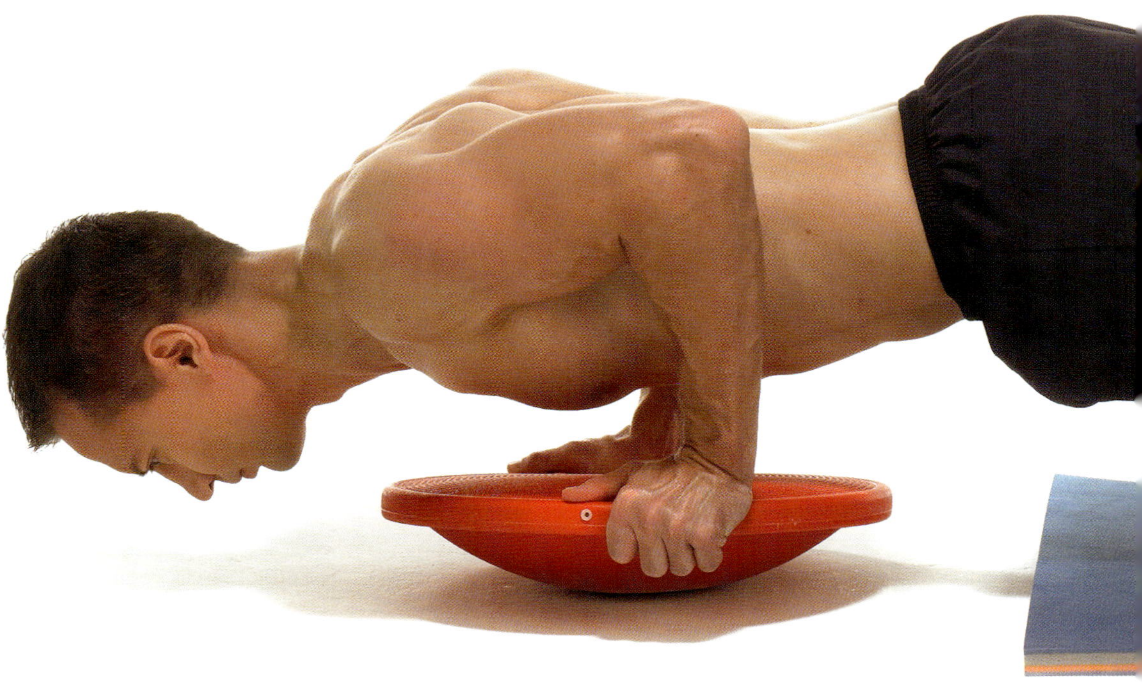

fühlen, infektanfällig sind und oft auch etwas erhöhte Temperatur haben. Normalerweise genügt es, das Trainingspensum zu reduzieren oder 1–2 Tage von dem Training zu pausieren. Wenn Sie jedoch über einen längeren Zeitraum die Signale Ihres Körpers missachten und den Körper trotz Schwächegefühl immer weiter intensiv trainieren, kann auch eine längere Pause notwendig werden.

Wie kann man das Training mit Kleingeräten mit dem bisherigen Sport- und Krafttraining kombinieren?

In diesem Buch bekommen Sie Fitness-Workouts vorgestellt, mit denen Sie alle Muskelgruppen effektiv trainieren. Die Programme können Sie einsetzen, um Ihre Muskelkraft gezielt und kontinuierlich zu verbessern. Sie können aber auch einzelne Übungen mit Kleingeräten aus diesem Buch nutzen und diese in Ihr bisheriges Trainingsprogramm integrieren. Es gibt keinen Grund dafür, dass Sie das Kleingerätetraining nicht mit anderen Formen des Krafttrainings kombinieren könnten.

Wie Sie die Trainingsplanung sinnvoll vollziehen, wird Ihnen anhand der 5 Schritte auf den folgenden Seiten beschrieben. Grundsätzlich gilt dabei: je besser Sie trainiert sind, desto schwieriger werden Leistungsverbesserungen. Sie müssen deshalb versuchen, Ihr Trainingsprogramm immer besser mit Ihren Trainingszielen und körperlichen Voraussetzungen abzustimmen. Nur mit einer individuellen Trainingsplanung lassen sich hohe sportliche Ziele erreichen.

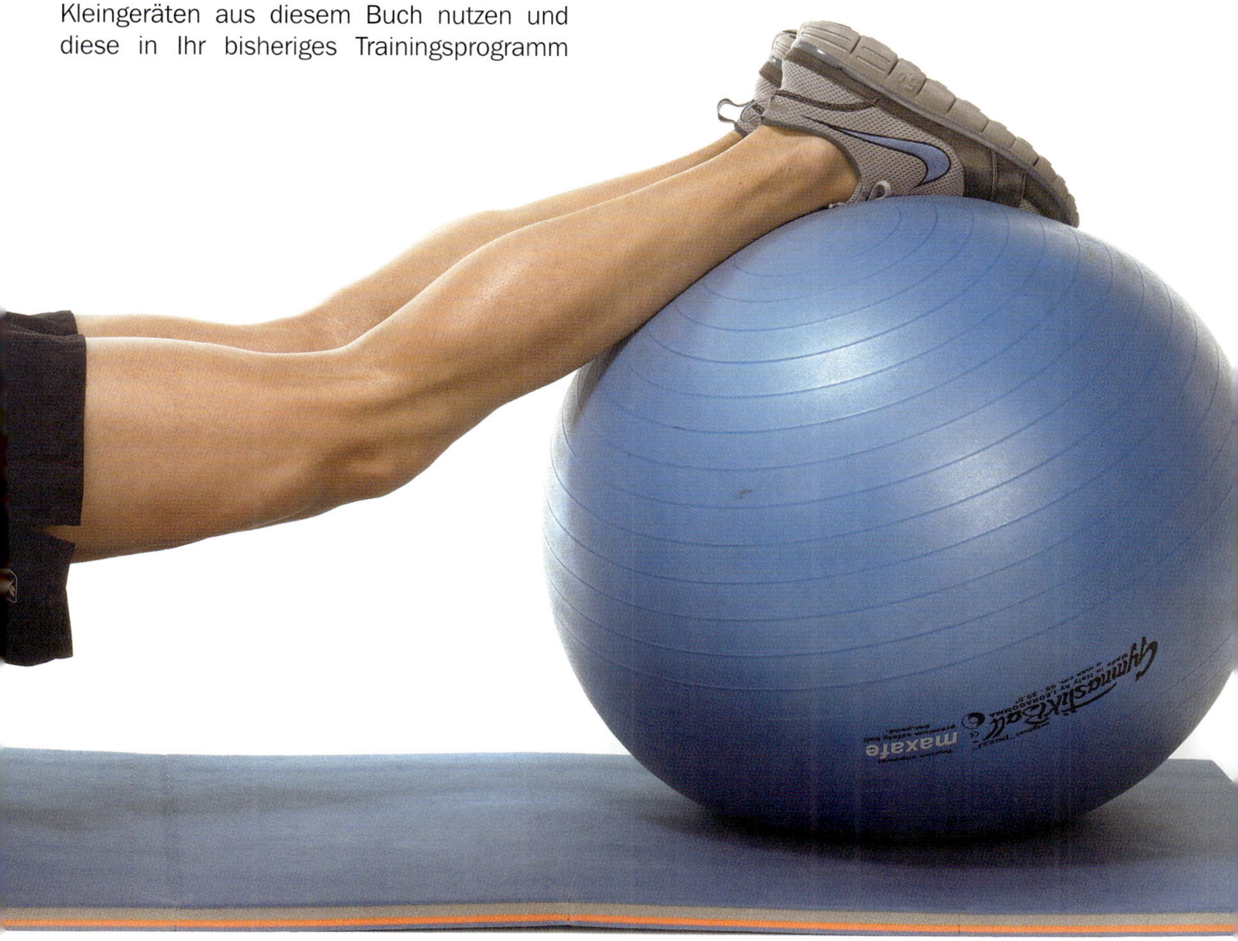

Trainingsplanung

Eine sinnvolle Trainingsplanung ist die Grundvoraussetzung, um den Körper erfolgreich zu trainieren und die Leistungsfähigkeit kontinuierlich zu verbessern. Dazu empfiehlt es sich, in den folgenden fünf Schritten vorzugehen.
Zuerst müssen Sie sich den Ist-Zustand Ihres Körpers bewusst machen (Schritt 1). Verdeutlichen Sie sich Ihre körperliche Leistungsfähigkeit ebenso wie Ihr Erscheinungsbild. Hilfreich dabei ist es, dass Sie Gewicht, Körperfett und Körpermaße ermitteln und Krafttests ausführen. Notieren Sie diese Ergebnisse in einem Trainingsbuch, denn diese Aufzeichnungen sind die Grundlage für die Erfolgskontrolle im Rahmen Ihres Trainingsprogramms. Grundsätzlich empfiehlt es sich für jeden Fitnesssportler, ein Trainingsbuch zu führen, da so die körperlichen Veränderungen über einen langen Zeitraum hinweg sichtbar werden.
Als nächstes legen Sie Ihre Trainingsziele fest, denn nur mit einer klaren Zielsetzung, können Sie effektiv trainieren (Schritt 2). Dazu nutzen Sie die im Eingangstest ermittelten Ergebnisse. Machen Sie sich bewusst, was Sie mit dem Training erreichen wollen und können, und notieren Sie dies in Ihrem Trainingsbuch. Bleiben Sie bei der Festlegung der Ziele realistisch, um sie auch umsetzen zu können. Die Ziele werden in kurz-, mittel- und langfristig aufgeteilt, da das Erreichen eines kurzfristigen Ziels dazu motiviert, das Training fortzusetzen. Ein kurzfristiges Ziel kann beispielsweise eine Leistungsverbesserung in einer oder mehreren Übungen sein, ebenso wie eine Körperfettreduktion um einen bestimmten Prozentsatz. Im Verlauf Ihres Trainings müssen Sie sich immer neue kurzfristige Ziele setzen.
Danach legen Sie einen Trainingsplan fest, der darauf abzielt, das kurzfristige Ziel bestmöglich zu erreichen (Schritt 3). Üblicherweise wird der Trainingsplan für einen Zyklus von einer Länge von 6–12 Wochen genutzt. Eine Trainingszeit von 6 Wochen ermöglicht es, deutliche Ergebnisse festzustellen. Sie sollten aber nicht länger als 12 Wochen nach dem gleichen Programm trainieren, um dem Körper immer neue Trainingsreize zu setzen und eine Leistungsstagnation zu vermeiden. Im Trainingsplan müssen Sie festlegen, welche Übungen Sie nutzen, wie viele Sätze und Wiederholungen (Trainingsmethode) Sie ausführen und an welchen Wochentagen Sie welche Übungen ausführen. Wenn Sie eine deutliche Körperfettreduktion planen, dann ist es auch erforderlich, dass Sie Ihre Ernährung umstellen. Nähere Informationen zur Ernährung erhalten Sie in „Das große Fitness-Buch“ (C. Delp, Verlag pietsch 2006).
Nach Zieldefinition und Festlegung eines Programms beginnen Sie die Trainingsperiode von üblicherweise 6–12 Wochen (Schritt 4). Führen Sie in den ersten Trainingseinheiten die Übungen mit eher wenig Intensität aus. Der Körper muss sich erst an die neuen Bewegungsabläufe gewöhnen. Erhöhen Sie die Intensitäten nicht zu schnell, damit es zu keinen Verletzungen kommt. Machen Sie nach jeder Trainingseinheiten Anmerkungen in Ihr Trainingsbuch. Schreiben Sie die ausgeführten Übungen, die Wiederholungszahlen und die Intensitäten für jede Trainingseinheit auf. Auch empfiehlt es sich, Informationen zu den Rahmenbedingungen des Trainings zu notieren, wie Schlaf, Stress und Ernährung, da diese einen entscheidenden Einfluss auf die Trainingsleistungen haben.
Der Trainingserfolg muss durch regelmäßige Kontrolltests überprüft werden. Dazu werden die Kriterien des Eingangstests erneut geprüft. Es empfiehlt sich, alle 4 Wochen eine solche Trainingskontrolle vorzunehmen. Auch diese Ergebnisse werden im Trainingsbuch festgehalten, da sie notwendige Informationen für die Festlegung neuer Trainingsprogramme liefern.
Am Ende der Trainingsperiode führen Sie einen Abschlusstest durch und prüfen, ob Sie das Trainingsziel erreicht haben (Schritt 5). Danach beginnen Sie wieder mit Schritt 2, um neue kurzfristige Trainingsziele festzulegen. Dazu vergleichen Sie die Testergebnisse der Kontroll- und Abschlusstests mit denen

des Eingangstests. Basierend auf diesen Vergleichen und unter Berücksichtigung der langfristigen Trainingsziele bestimmen Sie ein neues kurzfristiges Trainingsziel. Zur Erfüllung des Ziels legen Sie wieder einen Trainingszyklus fest (Schritt 3). Nutzen Sie bei der Programmfestlegung die Informationen aus dem Trainingsbuch, da diese wichtige Informationen über die Reaktionen des Körpers auf unterschiedliche Trainingsreize liefern. Schließlich beginnen Sie mit der neuen Trainingsperiode (Schritt 4) und beenden diese wieder mit einem Abschlusstest (Schritt 5).

Sie sollten das beschriebene Vorgehen für die Trainingsplanung kontinuierlich fortführen, da es sicherstellt, dass dem Körper fortlaufend neue Trainingsreize gesetzt und Leistungsverbesserungen erreicht werden.

Zusätzliche Informationen zur Trainingsplanung finden Sie in dem Buch „Perfektes Bodyweight-Training“ (C. Delp, Verlag pietsch 2007).

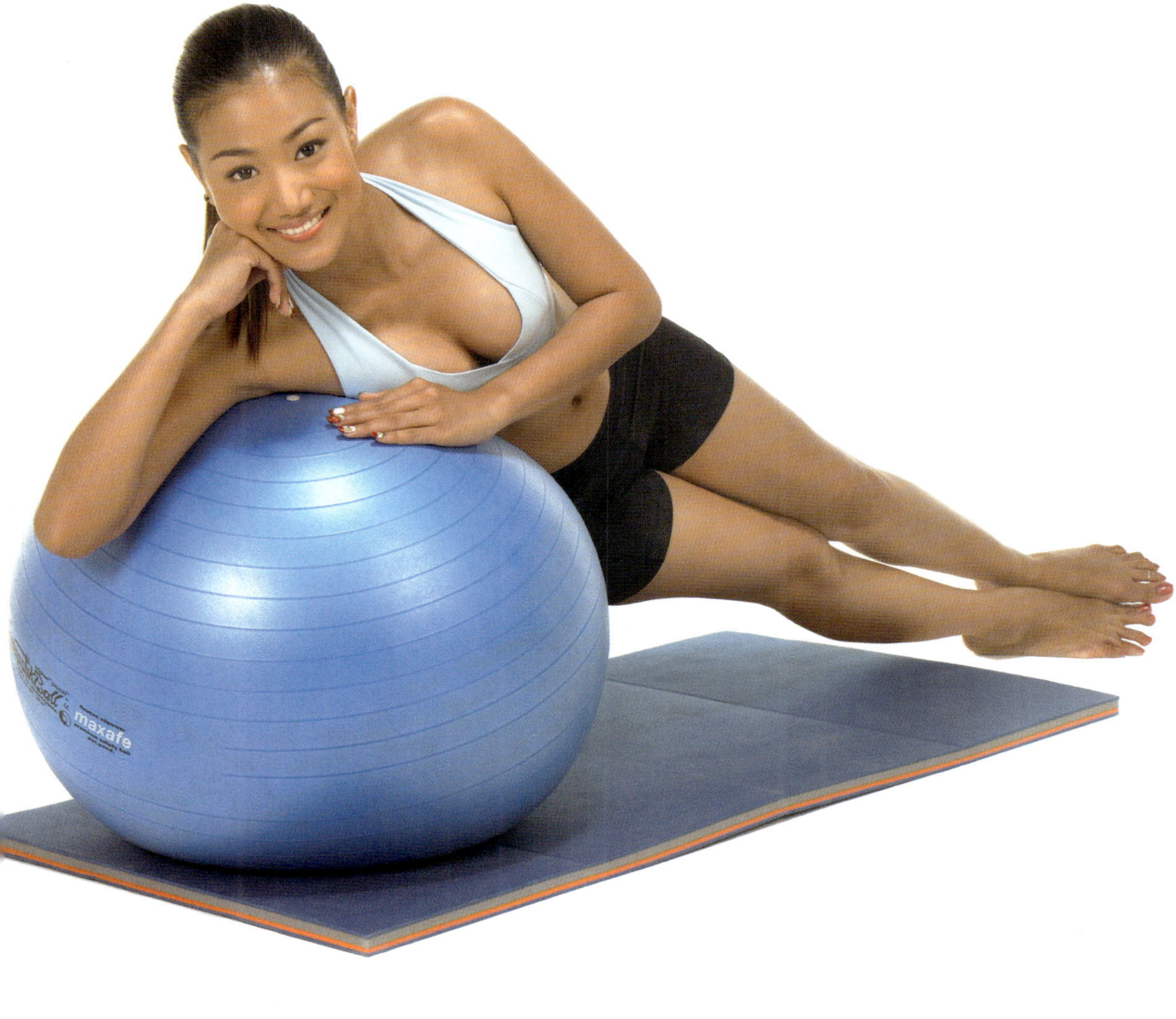

2. Trainingsausrüstung

Die meisten Übungen in diesem Buch werden mit Gymnastikball und Stretchband ausgeführt. Außerdem werden Kurzhanteln und Therapiekreisel bei einigen Übungen eingesetzt. Üblicherweise sind diese Geräte in den Fitness-Studios vorhanden. Sie können diese Geräte aber auch relativ kostengünstig erwerben, so dass Sie sich ein Home-Studio aufbauen und selbstständig trainieren können.

Es sind zahlreiche Workouts mit den unterschiedlichen Kleingeräten zusammengestellt, weshalb zu Beginn des Trainings noch nicht alle Kleingeräte vorhanden sein müssen. Es ist aber empfehlenswert, dass Sie nach einigen Trainingswochen zumindest Gymnastikball, Kurzhanteln, Stretchband und Therapiekreisel einsetzen, da diese Geräte ein hoch effektives Fitnesstraining ermöglichen.

Gymnastikball

Ein Gymnastikball, auch Fitnessball genannt, bietet vielfältige Möglichkeiten, um ihn im Fitnesstraining zu integrieren. Mit dem Übungsgerät können Sie den Körper intensiv trainieren, beispielsweise bei der Übung „K 41: Bauchroller". Sie können auch den Ball als beweglichen Untergrund für Übungen mit Stretchband oder Kurzhantel nutzen. Durch den beweglichen Untergrund muss der Körper die Übungsbewegung ausgleichen, wodurch eine intensive Kräftigung der Rumpfmuskulatur erreicht und das Zusammenspiel der Muskelgruppen verbessert wird.

Gymnastikbälle gibt es in unterschiedlichen Größen. Sie sollten einen Ball solcher Größe wählen, dass sich beim Sitzen darauf, die Kniegelenkswinkel in einem Winkel befinden, der etwas größer als 90 Grad ist. Ein Ball wird im Fachhandel ab zirka 15 EUR angeboten.

Kurzhanteln

Leichte Kurzhanteln von 1–3 kg Gewicht können bei einigen Körpergewichtsübungen wie „K 46: Oberkörper aufrichten in Bauchlage" zur Übungsintensivierung eingesetzt werden. Die Hanteln gibt es in den unterschiedlichsten Gewichtsstufen.

Für die Hantelübungen, die auf dem Ball als beweglichem Untergrund ausgeführt werden, wie Übung „K 7: Nackendrücken", empfiehlt es sich, mit unterschiedlichen Gewichten zu arbeiten. Fortgeschrittene im Hanteltraining sollten zu Beginn dieser Übungsvariante ein deutlich geringeres Gewicht als beim Training auf festem Untergrund verwenden, um sich nicht zu verletzen.

Die einfachsten Modelle aus Plastik werden in den Gewichtstufen 1–3 kg ab zirka 5 EUR angeboten. Auch verchromte Hanteln mit austauschbaren Scheiben bis zu 10 kg sind bereits ab zirka 20 EUR erhältlich.

Stretchband

Ein Stretchband ist ein elastisches Band, das als Widerstand eingesetzt wird. Es gibt Bänder mit verschiedenen Härtegraden, die Sie entsprechend Ihrer Kraftentwicklung einsetzen können. Die Bänder können überall mit hingeführt werden, und gewährleisten somit, dass Sie auch auf einer Urlaubsreise die Fitness fördern können.

Ein Band ist in den großen Kaufhäusern und im Sanitätsfachhandel ab zirka 7 EUR zu erwerben.

Therapiekreisel

Der Therapiekreisel wird zum Stabilitätstraining eingesetzt. Sie stellen sich beispielsweise im Einbeinstand auf einen Kreisel und versuchen die Position zu halten. So wird die Koordination verbessert und die Muskulatur des Standbeines gekräftigt. Das Gerät kann auch kombiniert mit einem anderen Gerät eingesetzt werden, um eine Übung zu intensivieren. Sie können beispielsweise bei Übungen im Sitz auf einem Gymnastikball, einen oder mehrere Füße auf einem Kreisel aufstellen.

Ein Therapiekreisel ist im Fachhandel ab zirka 25 EUR erhältlich.

Es gibt noch zahlreiche weitere Kleingeräte, die für das Training einsetzbar sind. So können die Übungen variiert und intensiviert werden.

Balance-Pad

Das Pad ist ein dickes Schaumstoffkissen, das etwas nachgibt. Es wird eingesetzt, um die Stabilität zu trainieren. Sie stellen sich beispielsweise im Einbeinstand auf das Kissen und versuchen die Position zu halten. So wird die Koordination verbessert und die Muskulatur des Standbeines gekräftigt. Generell bietet sich das Kissen bei ähnlichen Übungen an, die auch auf einem Therapiekreisel ausgeführt werden können.
Ein Balance-Pad ist im Fachhandel ab zirka 30 EUR erhältlich.

Fußgelenksgewichte

Fußgelenksgewichte können zur Intensivierung bei Übungen eingesetzt werden, bei denen die Beine angezogen, abgespreizt oder angehoben werden, beispielsweise bei Übung „K 64: Gesäßtrainer im Unterarmstütz".
Die Fußgelenksgewichte gibt es in unterschiedlichen Gewichtstufen. Die einfachsten und leichtesten Modelle werden ab zirka 7 EUR verkauft.

Medizinball

Den Medizinball können Sie bei zahlreichen Übungen zur Intensivierung einsetzen. Beispielsweise kann er bei der Übung „K 53: Ausfallschritt auf Kreisel" vor dem Körper gehalten werden.
Medizinbälle werden mit unterschiedlichen Material, Größe und Gewicht angeboten. Die günstigen Modelle sind im Fachhandel ab zirka 20 EUR verfügbar.

Sprungseil

Zum Aufwärmen, für das Sprungkrafttraining und für das Ausdauertraining eignet sich der Einsatz eines Sprungseiles.
Die einfachsten Modelle sind bereits ab zirka 10 EUR erhältlich. Es gibt auch aufwendigere Modelle, die jeden ausgeführten Sprung mitzählen und erheblich teurer sind.

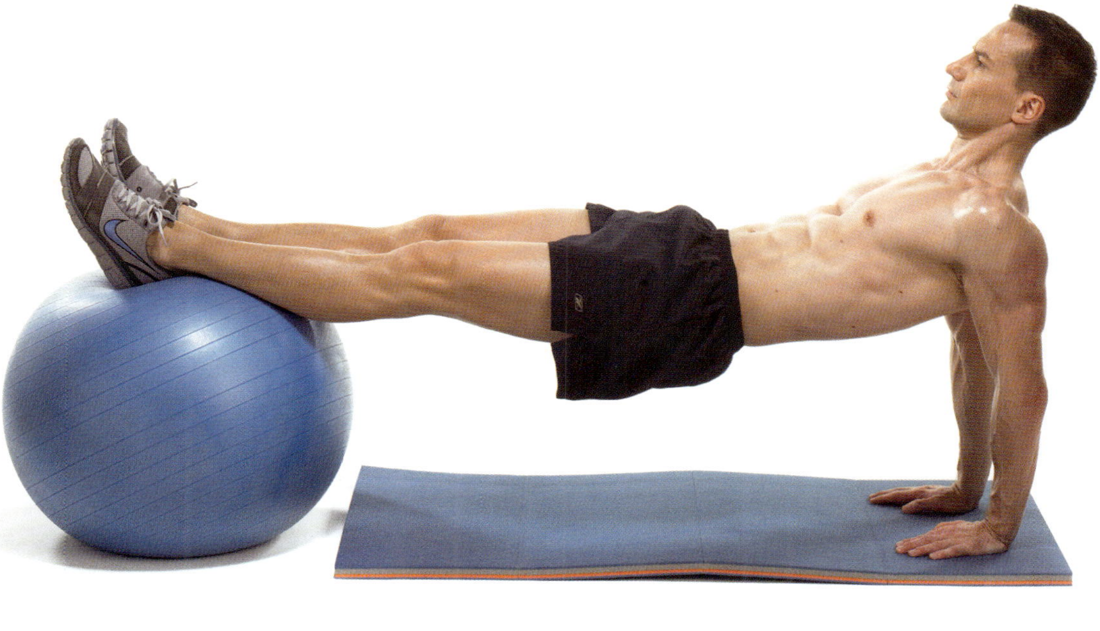

3. Zur Trainingsmethodik

Trainingsreize

Im Krafttraining müssen dem Körper Trainingsreize gesetzt werden, um kontinuierlich Leistungsverbesserungen zu erreichen. Unser Körper reagiert auf körperliche Belastung mit Anpassungsvorgängen. Wird im Training ein überschwelliger Reiz gesetzt, also eine größere Leistung abgerufen, als in der vorherigen Trainingseinheit, stellt der Organismus nach einer Regenerationsphase ein größeres Leistungsniveau her. Dieser Vorgang, der zur Verbesserung des Ausgangsniveaus führt, wird ***Superkompensation*** genannt.
Die Trainingsreizsetzung bezieht sich auf die Trainingstagesleistung. Üblicherweise wird nur eine Krafttrainingseinheit am Tag ausgeführt. Fitnesstraining mit Kleingeräten ermöglicht jedoch, mehrere kurze Workouts über den Tag verteilt zu machen, da beispielsweise ein Stretchband überall mit hingenommen werden kann und somit das Training nahezu überall durchführbar ist.
Entscheidend für die Anpassungsvorgänge und die Leistungsverbesserungen ist, mit welcher Intensität und nach welcher Methode der Körper gefordert wird. Außerdem sind die Regenerationsgestaltung und eine gesunde und ausgewogene Ernährung wichtige Faktoren für ein erfolgreiches Krafttraining.

Trainingshäufigkeit

Nur durch ***regelmäßiges Training*** können Sie Ihre Körperformen deutlich verändern und die Muskulatur kräftigen. Einmal wöchentliches Krafttraining gilt als Maßstab zum Krafterhalt. Zur Leistungsverbesserung muss hingegen jede Muskelgruppe mindestens zweimal pro Woche trainiert werden. Wenn Sie ein Ganzkörper-Workout nutzen, können Sie dieses Workout an 2–3 Tagen pro Woche ausführen. Splitt-Programme ermöglichen Ihnen, dass Sie Ihre Muskulatur noch häufiger trainieren. Es empfiehlt sich aber, an zumindest einem Tag pro Woche vollständig zu pausieren, damit sich der gesamte Körper regenerieren kann.
Pausieren Sie hingegen für längere Zeit, baut sich die Muskulatur langsam wieder ab. Versuchen Sie deshalb auch in Phasen, in denen Ihnen wenig Zeit zur Verfügung steht, jede Muskelgruppe mindestens einmal pro Woche zu trainieren. Wenn Sie allerdings krank sind, müssen Sie auf das Training verzichten, da ansonsten der Heilungsprozess gefährdet wird.

Regenerationsphase

Wie lange der Körper zur Regeneration und Anpassung benötigt, hängt von der Reizintensität, dem Trainingszustand und der ausgeführten Trainingsmethode ab. Durch eine sinnvolle Regenerationsgestaltung, z. B. Massagen und ausreichender Schlaf, lässt sich die Erholungsdauer beschleunigen.
Ein ***optimaler Trainingseffekt*** wird erreicht, wenn die Pause zwischen zwei Trainingseinheiten richtig gesetzt ist. Wird dem Körper nicht genug Zeit zur Regeneration gewährt, kann dies zu einem Zustand von Übertraining führen, was eine Verschlechterung des Leistungsniveaus zur Folge hat. Wird eine zu lange Pause zwischen zwei Trainingseinheiten gelassen, baut der Körper seine Leistungsfähigkeit wieder ab, und eine Verbesserung des Leistungsniveaus ist nicht mehr möglich.
Es wirken viele Komponenten auf die Dauer der Regenerationsphase ein, weshalb sich diese nicht exakt bestimmen lässt. Normalerweise werden als ***Regenerationszeit*** etwa 24–48 Stunden angegeben. Ziel eines Sportlers muss es aber sein, seinen Körper immer besser zu verstehen, um so die Trainingsplanung optimal gestalten zu können.
Achten Sie auf die Signale Ihres Körpers. Wenn Sie sich kräftig und leistungsbereit fühlen, können Sie Krafttraining machen. Fühlen Sie sich hingegen schlapp und müde, trainieren Sie besser andere Muskelgruppen oder setzen mit einer Trainingseinheit aus. Erste Zeichen für ***Übertraining*** sind, wenn

Sie sich müde und kraftlos fühlen. Ebenso typisch sind schlechter Schlaf, Schwitzen und eine leichte Temperaturerhöhung. Wenn Sie jedoch dauerhaft Ihren Körper überfordern, kann das dazu führen, dass der Körper so geschwächt, verletzungs- und infektanfällig wird, dass Sie eine längere Trainingspause benötigen. Ein solcher Zustand tritt aber nicht bei Fitnesseinsteigern auf, sondern bei Leistungssportlern und auch in diesem Bereich eher selten.

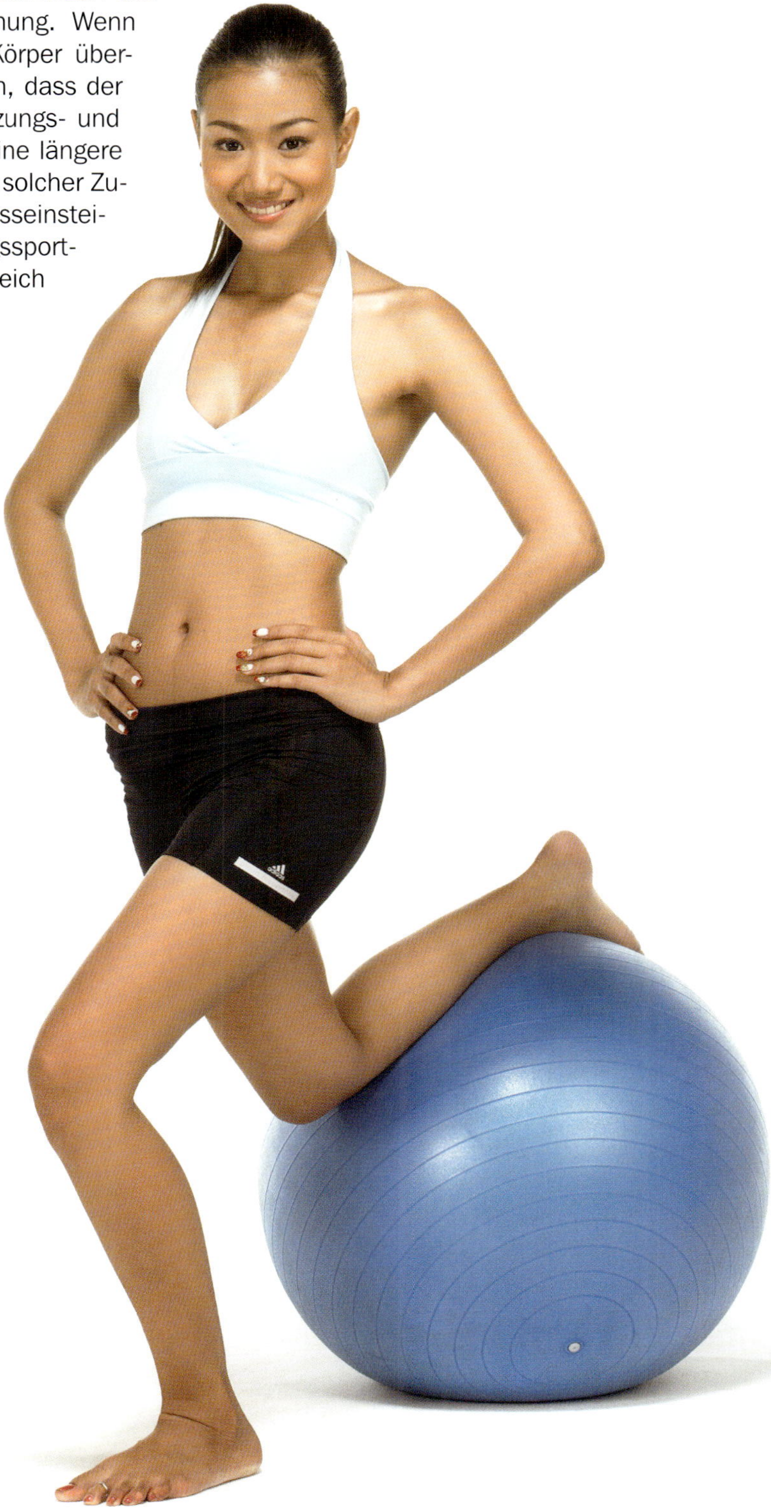

Auswahl der Übungen und des Programms

In diesem Buch werden Übungen vorgestellt, mit denen Sie alle Muskelgruppen des Körpers trainieren können. Nutzen Sie nur solche ***Übungsvarianten***, die Sie technisch korrekt ausführen können und mit denen Sie die beabsichtigte Trainingsintensität erreichen.

Es werden zahlreiche ***intensive Trainingsvariationen*** vorgestellt. Nutzen Sie Intensivierungen nur, wenn Sie die Grundübung mindestens einige Wochen technisch perfekt ausgeführt haben. Je länger Sie Fitnesstraining mit Kleingeräten machen, desto mehr werden Sie auf Intensivierungen zurückgreifen und auch neue Übungen nutzen, die Sie sich selbst ausdenken oder die Sie von Bekannten empfohlen bekommen. Bedenken Sie bei deren Ausführung: Je extremer die Übungen werden, desto mehr sind sie auch mit Überlastungs- und Verletzungsrisiko verbunden, beispielsweise Faustliegestütze auf einem Gymnastikball.

In diesem Buch werden ***kurze Workouts*** vorgestellt, damit Sie mehrfach wöchentlich Ihre Kraft trainieren können. Beachten Sie dabei, dass Sie das gleiche Workout nicht an zwei Tagen hintereinander ausführen sollten und jede Muskelgruppe mindestens einmal wöchentlich intensiv kräftigen müssen.

Wenn Sie hingegen bevorzugen, ***zeitintensive Workouts*** eher weniger oft pro Woche auszuführen, empfehlt sich ein Ganzkörper-Programm. Absolvieren Sie dieses Programm zwei- bis dreimal pro Woche, damit ein Kraftzuwachs sichergestellt ist, und pausieren Sie zwischen jeder Krafttrainingseinheit mindestens einen Tag.

Übungsintensität und Anzahl der Wiederholungen

Trainingseinsteiger führen die Übungen mit geringer Belastung aus. Wählen Sie die Intensitäten eher zu niedrig als zu hoch. Die Muskulatur gewöhnt sich schneller an neue Anforderungen als die Sehnen und Bänder. Deshalb muss der Körper langsam auf eine Übungsintensivierung vorbereitet werden. Erhöhen Sie zuerst die Wiederholungszahlen, bevor Sie die Belastungen steigern. Wenn die Beanspruchung zu schnell vergrößert wird, besteht die Gefahr, dass der Körper Schaden nimmt.

Einsteiger sollten für jede dynamische Übung eine Intensität wählen, mit der es ihnen gelingt, in einem Satz 15–20 Wiederholungen auszuführen. Wenn es gelingt, mehr als 20 Wiederholungen in einem Satz zu machen, kann die Intensität gesteigert werden. Die Steigerung darf aber nur soweit erfolgen, dass noch mindestens 15 Wiederholungen möglich sind. Die beschriebene Methode wird in der Trainingslehre als Kraftausdauer-Methode bezeichnet. Dieser Methode wird vorrangig der Effekt zugesprochen, die Kraftausdauerleistungsfähigkeit zu verbessern, wobei es aber auch zu einem Muskelwachstum kommt.

Fortgeschrittene können wählen, ob sie die Kraftausdauer-Methode mit 15–20 Wiederholungen oder mit 20–30 Wiederholungen ausführen. Sie können aber auch auf die Muskelaufbau-Methode zurückgreifen, bei der eine Intensität von 8–12 Wiederholungen

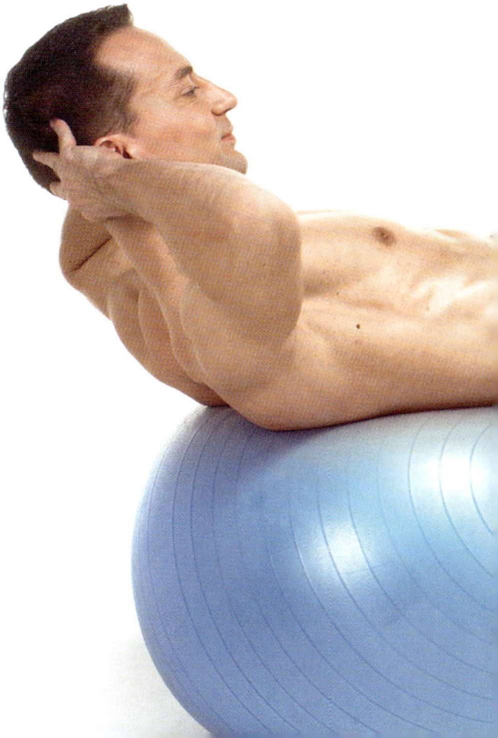

ausgeführt wird. Bei allen Methoden gilt, dass der Schwierigkeitsgrad der Übung erst gesteigert wird, wenn es gelingt, die obere Grenze der Wiederholungen in einem Satz zu überschreiten.

Statische Übungen werden so ausgeführt, dass die Endposition für 20–60 Sekunden gehalten wird. Fortgeschrittene können eine Position auch länger halten, wenn keine andere Übungsintensivierung möglich ist.

Übungsintensivierung

Sie können die Muskelbeanspruchung bei den Übungen intensivieren, indem Sie eine dynamische und eine statische Ausführung kombinieren. Bei der Übung können die Endposition mit maximaler Kontraktion oder mehrere Positionen auf dem Weg zur Endposition gehalten werden. Ebenso können Sie Teilbewegungen in der Endposition ausführen.

Halten der Endposition bedeutet, dass Sie in der Endposition für etwa 3 Sekunden, verbleiben und dabei die Muskulatur mit maximaler Kraft anspannen. Halten Sie dabei nicht die Luft an, sondern atmen Sie gleichmäßig weiter.

Das ***Halten mehrerer Positionen*** für 3–10 Sekunden im Übungsverlauf ist eine weitere Möglichkeit, eine Übung zu intensivieren. Es bietet sich beispielsweise an, jeweils eine Position am Anfang, in der Mitte und am Ende der Bewegung zu halten. Atmen Sie in jeder Halteposition gleichmäßig weiter.

Auch ***Teilbewegungen*** sind eine sinnvolle Variante zur Steigerung der Muskelaktivität. Damit ist gemeint, dass Sie sich in die Endposition bewegen und von dort kleine, langsame Bewegungen nach oben und wieder nach unten machen. Durch die Ausführung der Wiederholungen im Bereich höchster Muskelaktivität wird ein besseres Trainingsergebnis erreicht. Achten Sie darauf, gleichmäßig zu atmen.

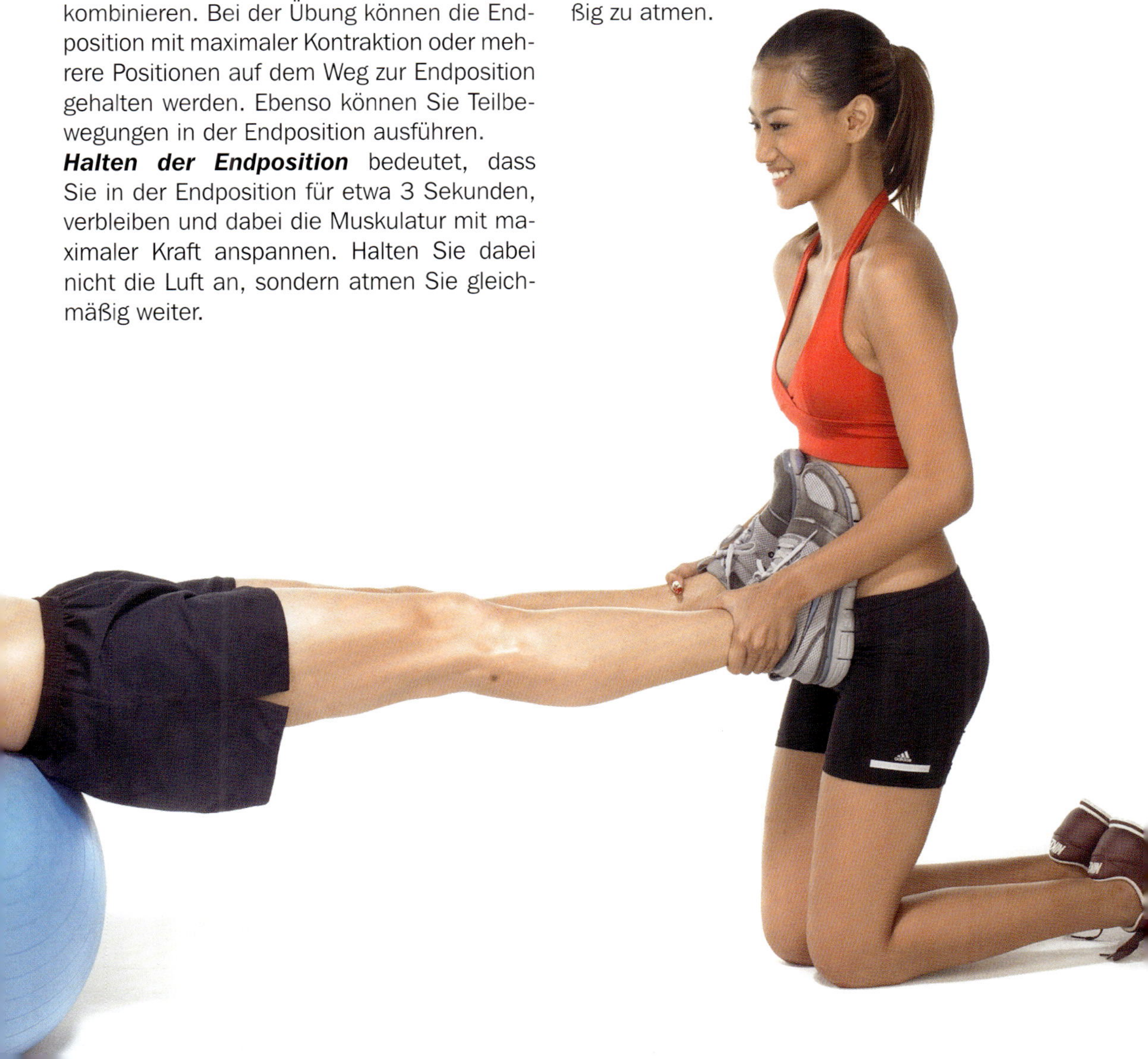

Anzahl der Sätze und Pause zwischen den Sätzen

Ein Satz beschreibt die Ausführung einer Übung ohne Unterbrechung. Üblicherweise werden 2–3 Sätze von jeder Übung ausgeführt. Die genaue Zahl hängt aber von der Gesamtzahl der Übungen ab, da das Workout nicht zu lange dauern soll, um eine Überlastung des Körpers zu vermeiden. Außerdem sind für die Satzzahl die gesamte Trainingsplanung und das Leistungsniveau des Aktiven entscheidend. Am besten machen Einsteiger 2 Sätze für Workouts mit 5–10 Übungen; Fortgeschrittene machen 2–3 Sätze abhängig von ihrer Trainingsplanung.

Wenn Sie die Übungen mit vielen Wiederholungen und eher wenig Intensität ausführen, pausieren Sie 1–2 Minuten zwischen 2 Sätzen. Führen Sie hingegen wenige Wiederholungen mit hoher Intensität aus, benötigt der Körper eine Regenerationsphase von 2–3 Minuten zwischen 2 Sätzen.

Als Variante können Fortgeschrittene direkt nach einem Durchgang einen Satz für den Muskelgegenspieler ausüben, so kann z. B. die Bauchmuskulatur und die untere Rückenmuskulatur trainiert werden. Durch dieses Vorgehen hat der zuerst trainierte Muskel genügend Zeit, sich zu regenerieren und kann danach wieder beansprucht werden. Ebenso können Fortgeschrittene für jede Übung einen Satz machen und dann zur nächsten Übung übergehen. Nachdem für alle Übungen ein Satz ausgeführt worden ist, wird wieder mit der ersten Übung begonnen.

Wichtige Regeln zur Übungsdurchführung

Nehmen Sie eine stabile Ausgangsposition ein, damit Sie sich vollständig auf die Übungsdurchführung konzentrieren können. Spannen Sie die Bauch- und die Gesäßmuskulatur an, die Schultermuskulatur nach hinten unten und achten Sie auf einen geraden Rücken. Kontrollieren Sie regelmäßig die Ausgangsposition und die Übungsdurchführung vor einem Spiegel. Achten Sie darauf, dass die Schultern auf gleicher Höhe bleiben, und vermeiden Sie ein Abknicken der Handgelenke.

Konzentrieren Sie sich bei jeder Übung auf die Zielmuskulatur und machen Sie sich während der Übungsdurchführung deren Aktivität bewusst. Dadurch werden die besten Ergebnisse erzielt. Ungeübten fällt die konzentrierte Trainingsausführung zu Anfang noch etwas schwer, doch werden sie sich diese mit fortschreitender Praxis aneignen.

Führen Sie die Übungen in gleichmäßigen, eher langsamen Bewegungen aus. Achten Sie auf eine technisch korrekte Ausführung. Ziel des Fitnesstrainings ist es, die Muskulatur effektiv zu trainieren.

Vermeiden Sie es, Schwung zu holen und Ausweichbewegungen durch den Einsatz anderer Muskelgruppen durchzuführen. Sie werden beispielsweise bei Übung „K 23: Bizepscurl“ feststellen, wie die vordere Oberarmmuskulatur zittert und ermüdet. Durch ruckartige Bewegungen, Verdrehen der Schulter und Anheben des Nackens gelingt es Ihnen vielleicht, eine Wiederholung mehr auszuführen. Dadurch wird der Körper aber nicht besser trainiert, sondern die Übung mit Körperfehlstellungen bewältigt.

Die Zielmuskulatur muss während der gesamten Übungsdurchführung aktiviert bleiben. Sie dürfen beispielsweise bei der Übung „K 16: Rudern einarmig“ den Arm nicht durchhängen lassen, sondern müssen ihn auch in unterer Position noch leicht gebeugt und somit in Spannung halten. Die Muskelaktivität nimmt während der Bewegung zu und ist in der Endposition am Größten, deshalb kann die Übung auch durch Halten der Endposition und Teilbewegungen intensiviert werden.

Sie dürfen sich bei den Übungen anstrengen und verausgaben. Wenn jedoch Schmerzen auftreten, muss die Übung unterbrochen werden. Lassen die Schmerzen im Ruhezustand nach, überlegen Sie, was die Ursache war, beispielsweise eine fehlerhafte Körperhaltung, und versuchen Sie die Ausführung erneut. Tritt der gleiche Schmerz wieder auf, stoppen Sie die Übung und machen Sie die nächste Übung, die in Ihrem Trainingsplan steht. Lassen die Schmerzen auch im Ruhezustand nicht nach, beenden Sie das Training und kontaktieren Sie Ihren Arzt.

Führen Sie Übungen für der linken und rechten Körperseite immer mit gleicher Intensität aus. Achten Sie darauf, dass Sie Ihren Körper ausgeglichen trainieren. Sie müssen in Ihr Trainingsprogramm alle großen Muskelgruppen integrieren.

Intensive und mehrmals wöchentlich angesetzte Trainingseinheiten ebenso wie zeitliche Einschränkungen können dazu führen, dass das Programm aufgeteilt werden muss. Beispiele für gesplittete Trainingsprogramme finden Sie in „Teil III: Workouts“.

Atmung

Am besten führen Sie die Übungen eher langsam aus und atmen dabei durchgehend gleichmäßig. Sie dürfen hingegen nicht den Atemrhythmus unterbrechen, denn dann würde der Körper ungenügend mit Sauerstoff versorgt, was ein erhebliches Gesundheitsrisiko darstellt.

Wenn Sie jedoch Übungen schnell und mit hohen Intensitäten ausführen, atmen Sie beim Absenken ein und atmen in der Anstrengungsphase beim Strecken oder Aufrichten aus.

Behalten Sie den Atemrhythmus während allen Wiederholungen bei. Wenn Sie zur Intensivierung die Endposition einige Sekunden halten, atmen Sie währenddessen bewusst ein und aus.

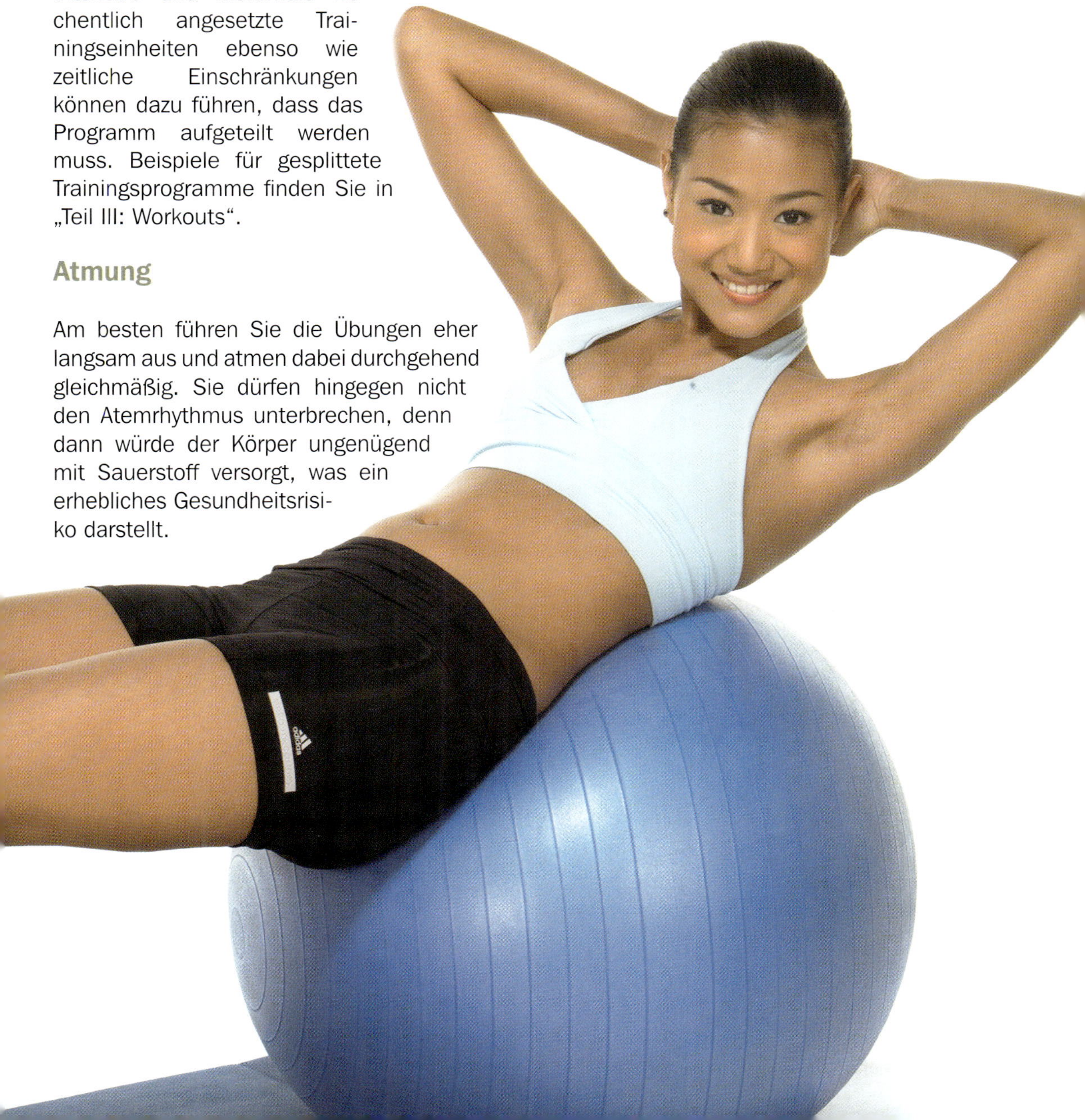

Teil II: Übungen

Fitnesstraining mit Kleingeräten bewirkt eine optimale Kräftigung der Muskulatur. Sie lernen durch das Ausführen der koordinativ anspruchsvollen Übungen, die Muskulatur bei Alltagsbewegungen ebenso wie bei sportlichen Betätigungen besser einzusetzen. Außerdem wird die Muskulatur intensiv gekräftigt, insbesondere die stabilisierenden Muskelgruppen des Rumpfes. Diese Muskelgruppen, auch als Core-Muskulatur bekannt, sind Voraussetzung für eine gute und beschwerdefreie Körperhaltung, ebenso wie für sportliche Höchstleistungen.

Auf den folgenden Seiten bekommen Sie Übungen mit Gymnastikball, Stretchband, Kurzhanteln und Therapiekreisel vorgestellt, mit denen Sie den gesamten Körper effektiv kräftigen können. Trainieren Sie regelmäßig und vergrößern Sie kontinuierlich die Trainingsreize. So stellen Sie sicher, dass der Körper fortlaufend sein Leistungsvermögen verbessert, um sich den Trainingsanforderungen anzupassen.

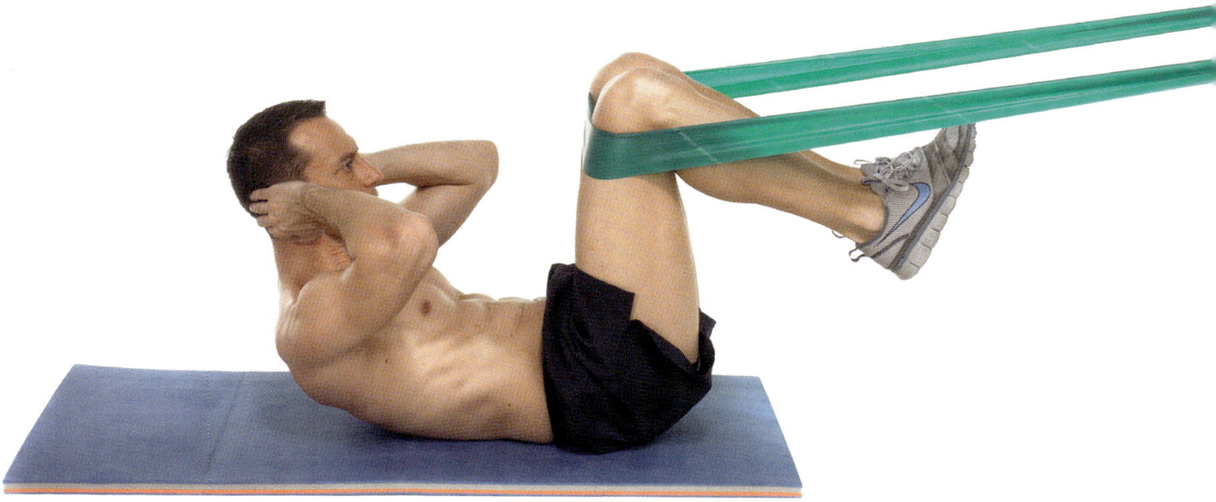

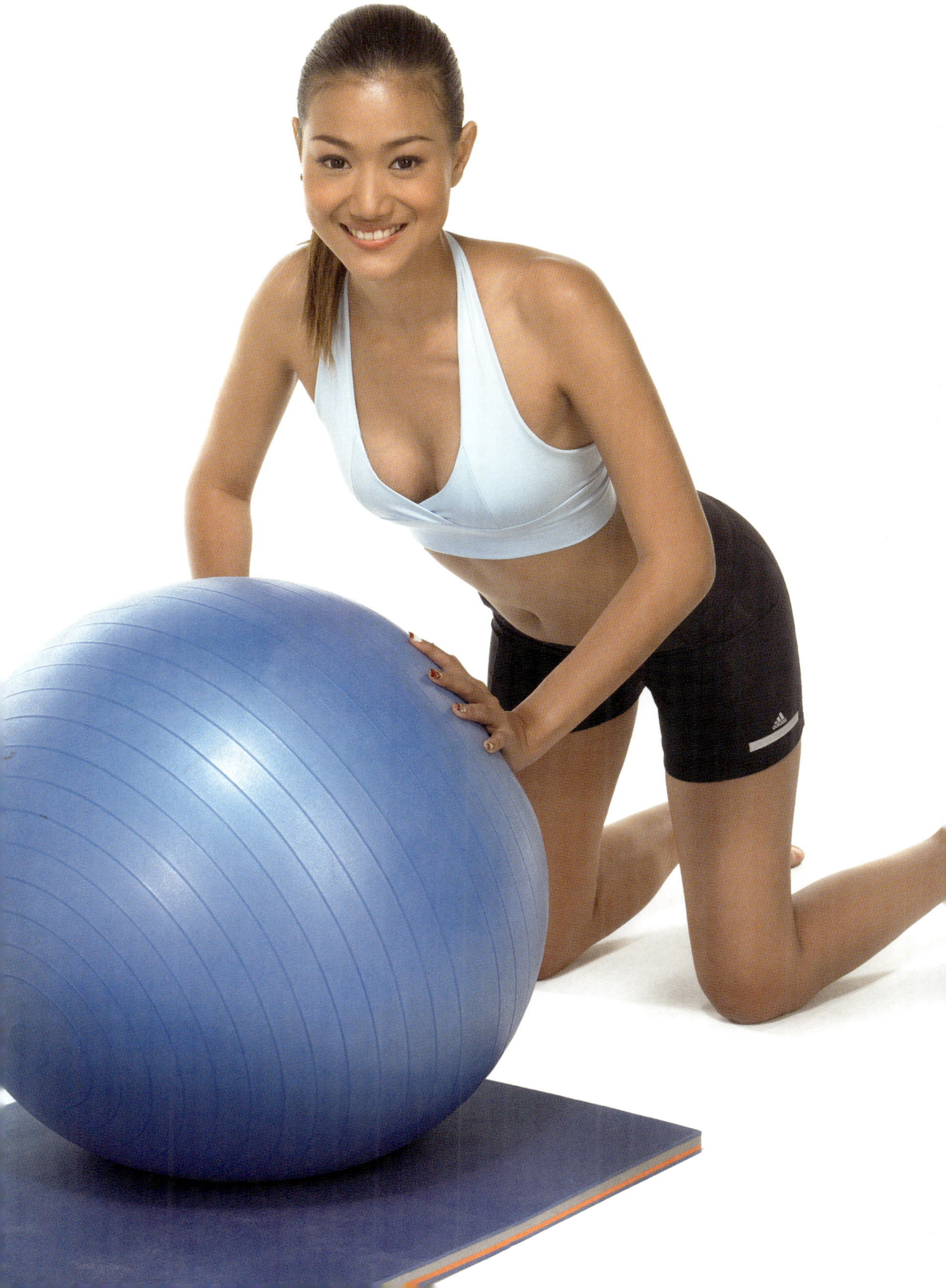

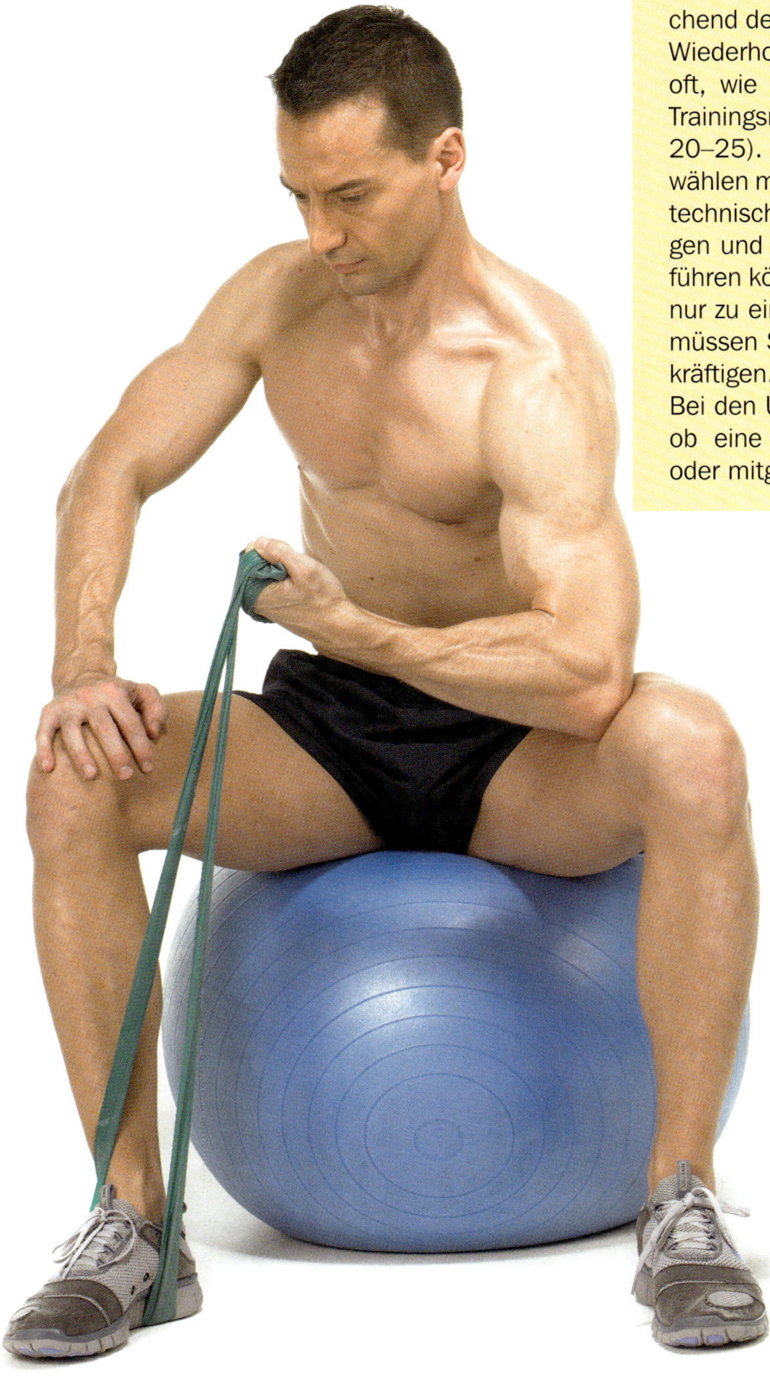

Durchführung der Übung
Nehmen Sie die Ausgangsposition ein und führen Sie die Übung entsprechend der Übungsbeschreibung durch. Wiederholen Sie die Durchführung so oft, wie dies die von Ihnen genutzte Trainingsmethode verlangt (siehe S. 20–25). Sie müssen eine Intensität wählen mit der Sie die Wiederholungen technisch korrekt – ohne Fehlstellungen und Ausweichbewegungen – ausführen können. Auch wenn eine Übung nur zu einer Seite hin beschrieben ist, müssen Sie immer beide Körperseiten kräftigen.
Bei den Übungen wird hervorgehoben, ob eine Muskulatur vorrangig (★★) oder mitgekräftigt wird (★).

1. Übungen für Nacken, Brust, vordere und seitliche Schultern und hintere Oberarme

K 1: Wandliegestütz

Kräftigung:
★★ Brustmuskulatur
★ vordere Schulter-, hintere Oberarm- und Rumpfmuskulatur

Ausgangsposition:
Sie stehen vor einer Wand und drücken einen Ball mit gestreckten Armen gegen die Wand. Die Hände sind schulterbreit auseinander und die Finger zeigen nach oben. Spannen Sie die Bauch- und die Gesäßmuskulatur an, um den Rücken zu stabilisieren, und ziehen Sie die Schultern nach hinten unten. Der Blick ist gerade nach vorne gerichtet.

Übungsdurchführung:
Beugen Sie die Arme bis der Oberkörper fast den Ball berührt, wobei sich die Ellbogen nahe am Körper befinden. Dann strecken Sie die Arme und bewegen sich in die Ausgangsposition zurück. Halten Sie den gesamten Körper in Spannung und achten Sie darauf, dass der Rücken gerade bleibt.

Variante:
Sie intensivieren die Übung, indem Sie die Füße weiter von der Wand wegbringen. Auch können Fortgeschrittene einen Fuß etwas vom Boden anheben.
Weit Fortgeschrittene können die Übung mit den Fäusten ausführen.

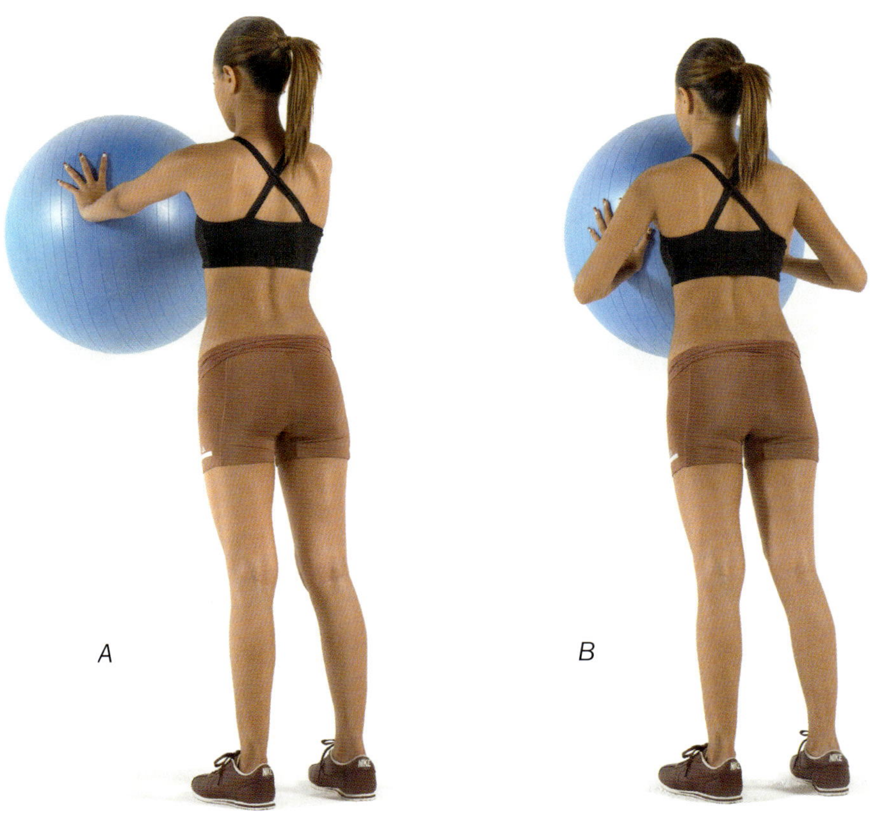

A B

A–B: Die Ausgangs- und die Endposition.

K 2: Liegestütz

Kräftigung:
- ★★ Brustmuskulatur
- ★ vordere Schulter-, hintere Oberarm- und Rumpfmuskulatur

Ausgangsposition:
Sie stützen sich mit den Händen auf einem Kreisel und mit den Zehen auf dem Boden ab. Die Hände sind schulterbreit auseinander und die Finger zeigen nach oben. Balancieren Sie die Position aus und spannen Sie die Bauch- und die Gesäßmuskulatur an, um den Rücken zu stabilisieren. Die Schultern sind nach hinten unten gezogen und der Blick ist auf den Boden gerichtet.

Übungsdurchführung:
Beugen Sie die Arme bis der Oberkörper fast den Kreisel berührt, ohne ihn abzulegen. Die Ellbogen bleiben nahe am Körper. Dann strecken Sie die Arme und bewegen sich in die Ausgangsposition zurück. Halten Sie den gesamten Körper in Spannung und achten Sie darauf, dass der Rücken gerade bleibt.

Variante:
Alternativ können Sie die Hände auf dem Boden und die Füße auf einem Gymnastikball abstellen.
Weit Fortgeschrittene positionieren die Hände auf einem Kreisel und die Füße auf einem Gymnastikball.

A

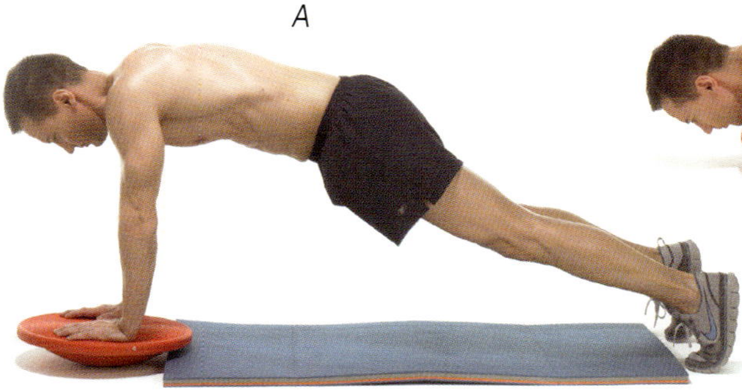

B

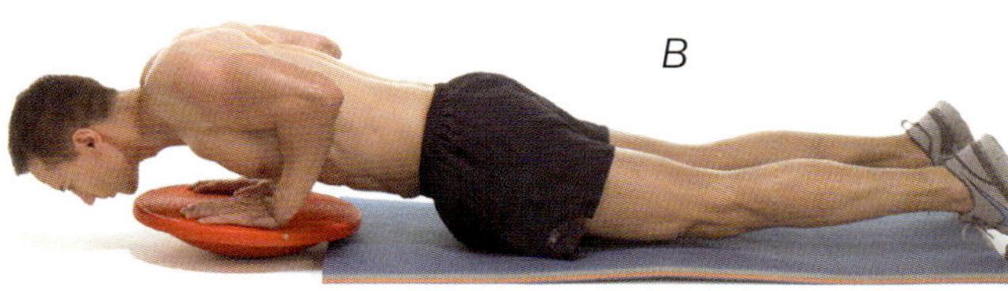

A–B: Die Ausgangs- und die Endposition.

C

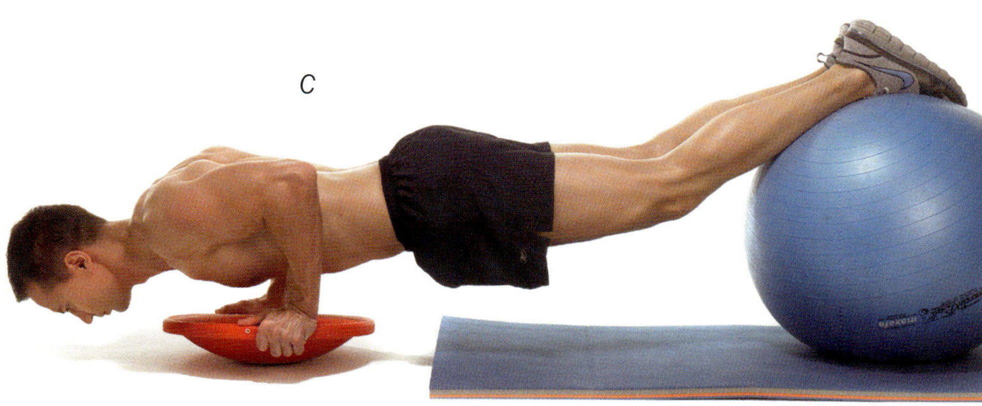

C: Die Variante mit den Füßen auf dem Ball.

K 3: Flys einarmig

Kräftigung:
★★ Brustmuskulatur
★ vordere Schulter- und Rumpfmuskulatur

Ausgangsposition:
Sie sitzen aufrecht auf einem Gymnastikball und haben einen Arm zur Seite gestreckt. In der Hand halten Sie die Enden eines Stretchbandes, wobei sich das Band in mittlerer Spannung befindet und in Schulterhöhe befestigt ist. Drücken Sie die Füße auf den Boden und spannen Sie die Bauch- und die Gesäßmuskulatur, um die Position zu stabilisieren.

Übungsdurchführung:
Ziehen Sie den leicht gebeugten Arm in einer gleichmäßigen Bewegung vor den Körper. Dann bewegen Sie den Arm langsam in die Ausgangsposition zurück, jedoch nicht darüber hinaus, um eine Überlastung der Schultergelenke zu vermeiden. Achten Sie darauf, dass Sie das Handgelenk gerade halten und vermeiden Sie Ausweichbewegungen mit den Schultern.

Variante:
Fortgeschrittene können einen Fuß etwas vom Boden anheben.
Als Alternative können Sie den Zug von oben nach unten ausführen.

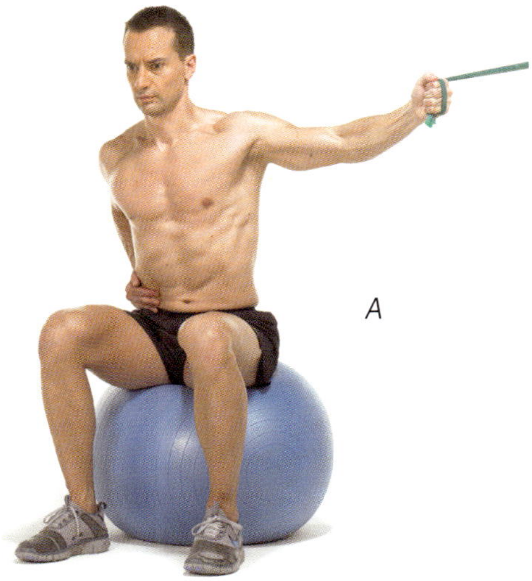

A

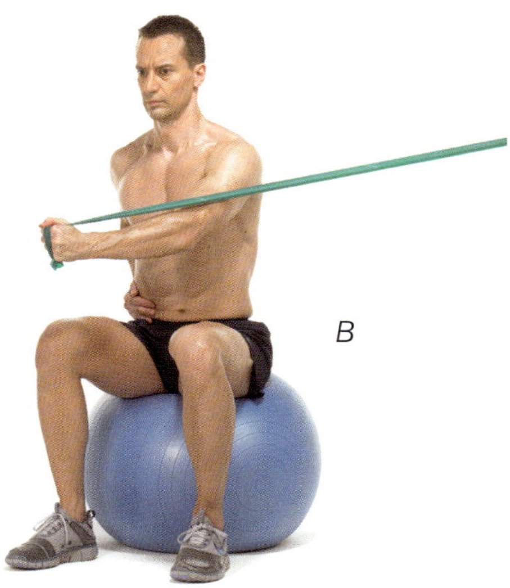

B

A–B: Die Ausgangs- und die Endposition.

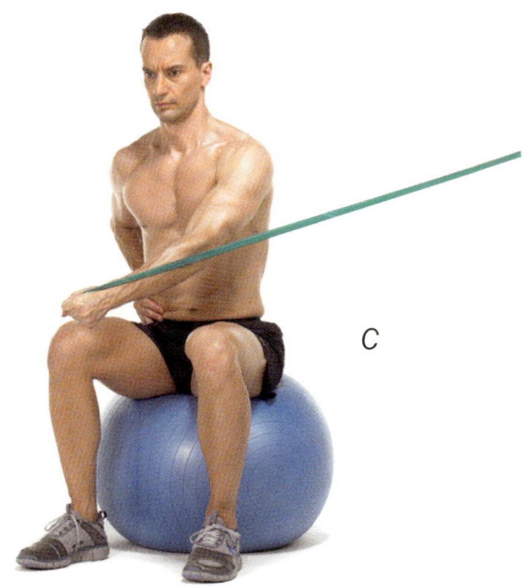

C

C: Der diagonale Zug von oben nach unten.

K 4: Brustdrücken

Kräftigung:
★★ Brustmuskulatur
★ vordere Schulter-, hintere Oberarm- und Rumpfmuskulatur

Ausgangsposition:
Sie sitzen aufrecht auf einem Gymnastikball. Die Arme befinden sich neben dem Körper und in den Händen halten Sie Kurzhanteln. Machen Sie kleine Schritte nach vorne, bis Sie sich in Rückenlage auf dem Ball befinden. Drücken Sie die Füße auf den Boden und spannen Sie die Bauch- und die Gesäßmuskulatur, um die Position zu stabilisieren. Nun strecken Sie die Arme senkrecht in die Luft, so dass sie etwas mehr als schulterbreit auseinander und die Daumen zueinander gerichtet sind.

Übungsdurchführung:
Senken Sie die Hanteln und führen Sie sie etwas nach außen, bis die Oberarme fast waagrecht sind. Anschließend drücken Sie die Hanteln in die Ausgangsposition zurück und wiederholen schließlich die Übung. Vermeiden Sie unkontrollierte Bewegungen auf dem Ball und achten Sie darauf, dass Sie die Handgelenke gerade halten.

Variante:
Zur Intensivierung können Sie einen Fuß etwas vom Boden anheben. Auch können Fortgeschrittene die Gewichte erhöhen. Verwenden Sie für die Übung auf dem Ball aber deutlich weniger Gewicht, als Sie auf einer Hantelbank nutzen können.

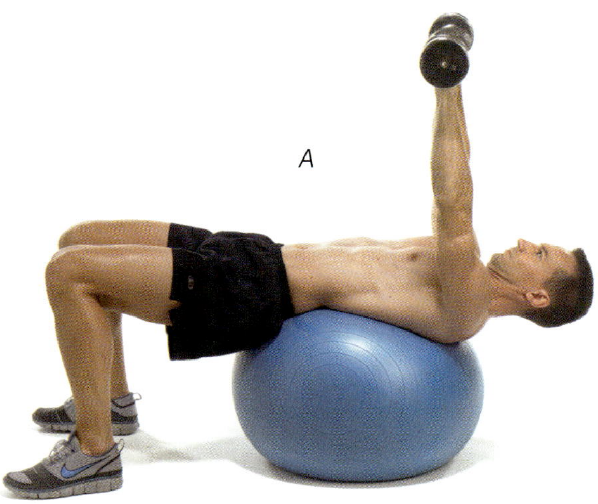

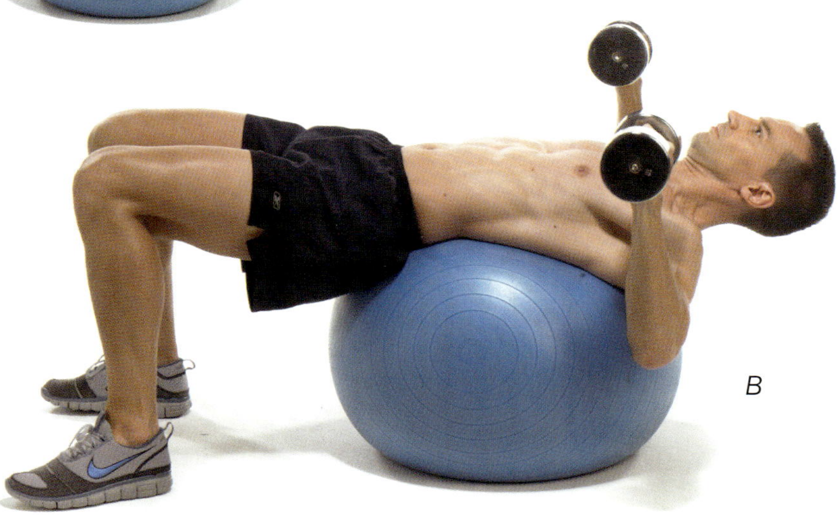

A–B: Die Ausgangs- und die Endposition.

K 5: Flys

Kräftigung:
★★ Brustmuskulatur
★ vordere Schulter- und Rumpfmuskulatur

Ausgangsposition:
Sie sitzen aufrecht auf einem Gymnastikball. Die Arme befinden sich neben dem Körper und in den Händen halten Sie Kurzhanteln. Machen Sie kleine Schritte nach vorne, bis Sie sich in Rückenlage auf dem Ball befinden. Drücken Sie die Füße auf den Boden und spannen Sie die Bauch- und die Gesäßmuskulatur, um die Position zu stabilisieren. Nun strecken Sie die Arme senkrecht in die Luft, so dass sie etwas mehr als schulterbreit auseinander und die Handflächen zueinander gerichtet sind.

Übungsdurchführung:
Führen Sie die Arme leicht gebeugt nach außen, bis die Oberarme fast waagrecht sind, ohne sie jedoch nach hinten zu überstrecken. Halten Sie kurz die Position, bevor Sie die Arme wieder langsam nach oben führen. Vermeiden Sie unkontrollierte Bewegungen auf dem Ball und achten Sie auf gleichmäßige Übungsausführung und gerade Handgelenke.

Variante:
Zur Intensivierung können Sie einen Fuß etwas vom Boden anheben. Auch können Fortgeschrittene die Gewichte erhöhen. Verwenden Sie für die Übung auf dem Ball aber deutlich weniger Gewicht, als Sie auf einer Hantelbank nutzen können.

A

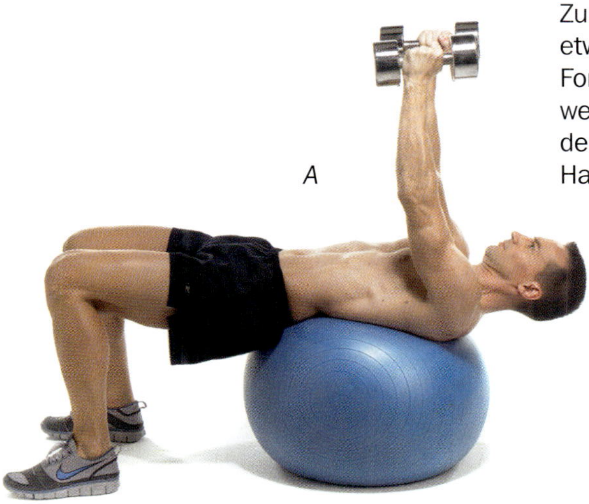

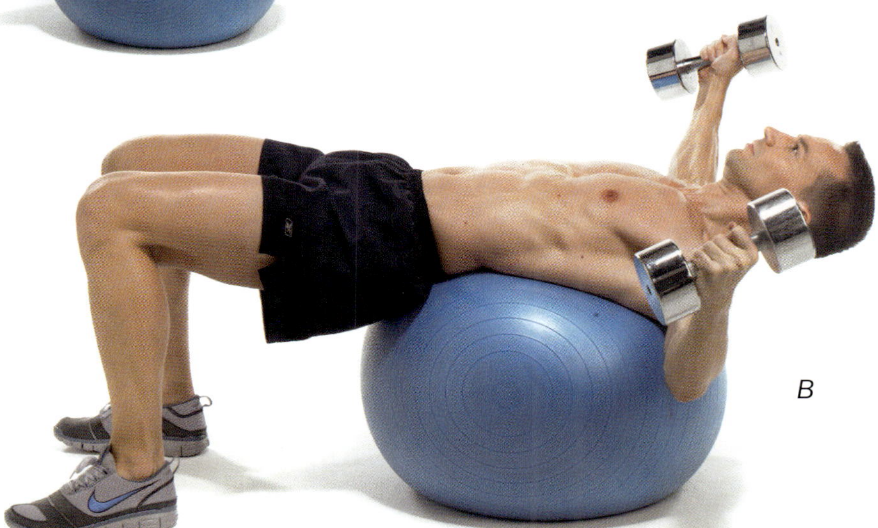

B

A–B: Die Ausgangs- und die Endposition.

K 6: Seitheben mit Band

Kräftigung:
★★ Schultermuskulatur, insbesondere seitlicher Anteil
★ Nacken- und hintere Oberarmmuskulatur

Ausgangsposition:
Sie stehen aufrecht mit leicht gebeugten und hüftbreit auseinander gestellten Beinen. Die Arme befinden sich seitlich neben dem Körper und die Handrücken sind nach außen gerichtet. Sie haben ein Stretchband um die Füße gelegt und halten so die Enden des Bandes, dass sich das Band in mittlerer Spannung befindet. Die Bauch- und die Gesäßmuskulatur sind angespannt und die Handgelenke sind gerade.

Übungsdurchführung:
Heben Sie die Arme seitlich bis auf Schulterhöhe und halten Sie kurz die Position. Anschließend bewegen Sie die Arme langsam in die Ausgangsposition zurück, jedoch nicht darüber hinaus, damit das Band in Spannung bleibt. Vermeiden Sie Ausweichbewegungen mit der Schulter- oder der Nackenmuskulatur nach oben und achten Sie darauf, dass Sie die Übung ohne Schwung ausführen.

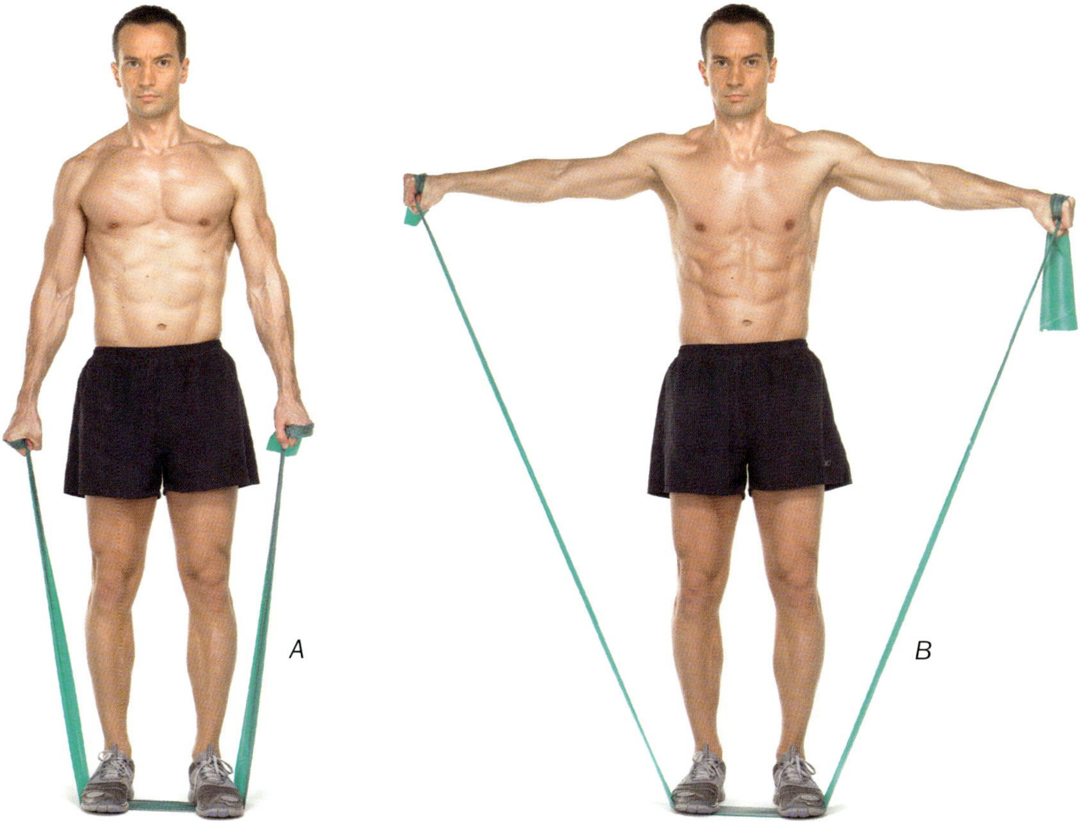
A B

A–B: Die Ausgangs- und die Endposition.

K 7: Nackendrücken

Kräftigung:
★★ Schultermuskulatur, insbesondere seitlicher Anteil
★ Nacken-, hintere Oberarm- und Rumpfmuskulatur

Ausgangsposition:
Sie sitzen aufrecht auf einem Gymnastikball. Die gebeugten Arme halten Sie in der Luft und in den Händen haben Sie Kurzhanteln, wobei die Daumen zueinander gerichtet sind. Die Ellbogen weisen nach außen, so dass sich der Kopf zwischen den Hanteln befindet. Drücken Sie die Füße auf den Boden und spannen Sie die Bauch- und die Gesäßmuskulatur, um die Position zu stabilisieren.

Übungsdurchführung:
Führen Sie die Hanteln gleichzeitig nach oben und zusammen, ohne dabei die Handhaltung zu verändern. Anschließend bewegen Sie die Arme langsam in die Ausgangsposition zurück; dann wiederholen Sie die Übung. Vermeiden Sie unkontrollierte Bewegungen auf dem Ball, sowie Ausweichbewegungen mit den Hanteln nach vorne und hinten, und achten Sie darauf, dass Sie den Kopf gerade halten.

Variante:
Zur Intensivierung können Sie einen Fuß etwas vom Boden anheben.
Sie können die Übung auch im Stand auf einem Kreisel ausführen. Weit Fortgeschrittenen gelingt diese Variante einbeinig.

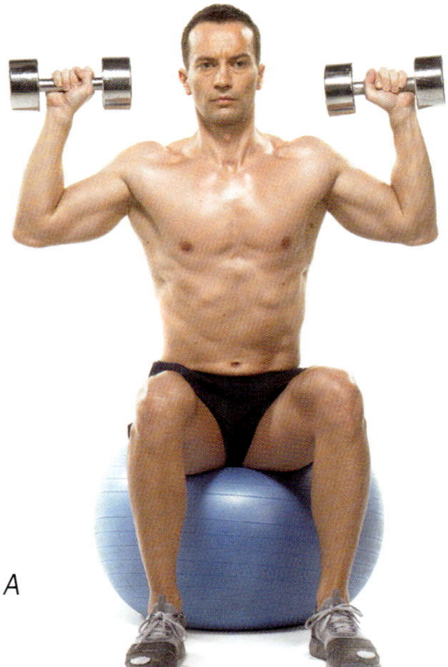

A

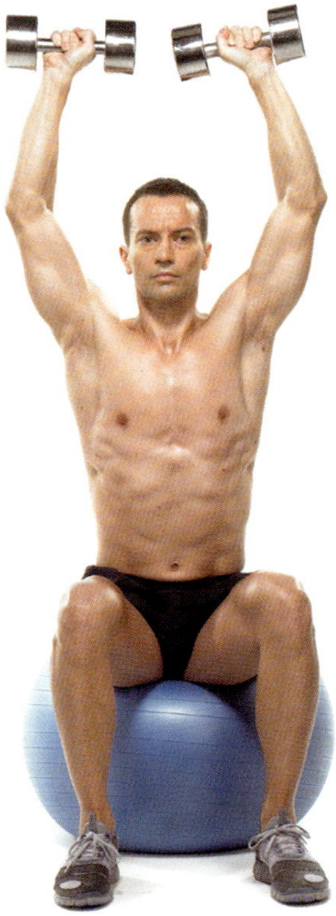

B

A–B: Die Ausgangs- und die Endposition.

K 8: Seitheben mit Hanteln

Kräftigung:
★★ Schultermuskulatur, insbesondere seitlicher Anteil
★ Nacken-, hintere Oberarm- und Rumpfmuskulatur

Ausgangsposition:
Sie sitzen aufrecht auf einem Gymnastikball. Die Arme befinden sich in U-Haltung seitlich neben dem Körper. In den Händen halten Sie Kurzhanteln, wobei die Handrücken nach außen gerichtet sind. Drücken Sie die Füße auf den Boden und spannen Sie die Bauch- und die Gesäßmuskulatur, um die Position zu stabilisieren.

Übungsdurchführung:
Heben Sie die Arme seitlich bis auf Schulterhöhe und halten Sie kurz die Endposition. Dann bewegen Sie die Arme langsam in die Ausgangsposition zurück und wiederholen schließlich die Übung. Vermeiden Sie Ausweichbewegungen mit der Schulter- oder der Nackenmuskulatur nach oben und achten Sie darauf, dass Sie die Übung ohne Schwung ausführen, sowie darauf, dass Sie den Rücken gerade halten.

Variante:
Zur Intensivierung können Sie einen Fuß etwas vom Boden anheben. Auch können Fortgeschrittene die Übung mit gestreckten Armen ausführen.
Die Übung ist auch im Stand auf einem Kreisel durchführbar. Weit Fortgeschrittene gelingt diese Variante einbeinig.

A

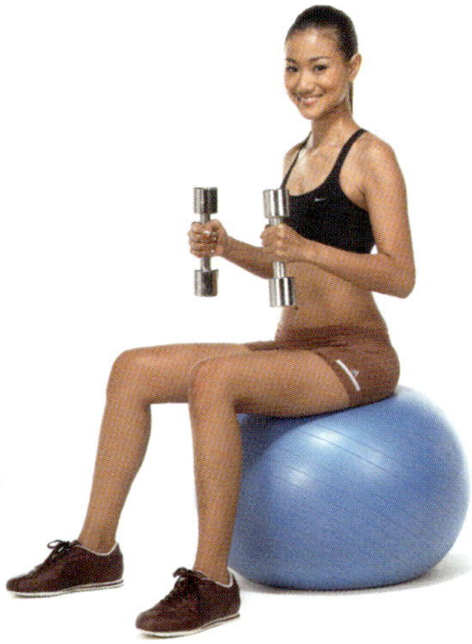

B

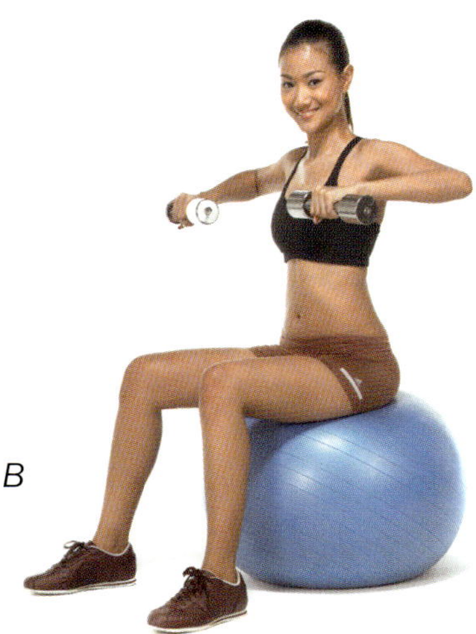

A–B: Die Ausgangs- und die Endposition.

C

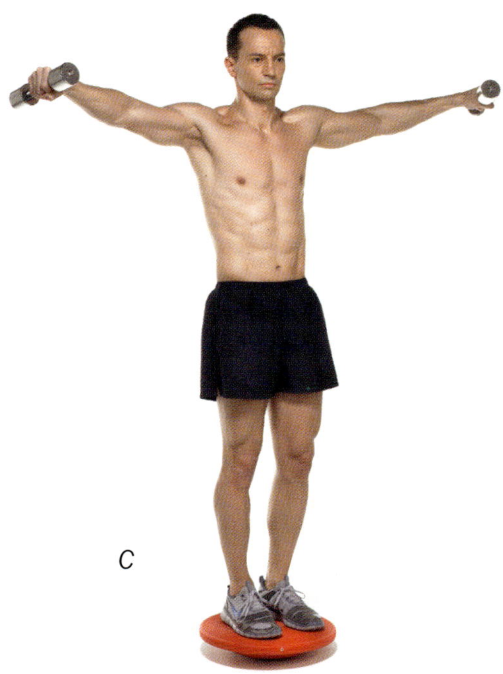

C: Die Übung mit gestreckten Armen auf einem Therapiekreisel.

K 9: Dips

Kräftigung:

★★ hintere Oberarmmuskulatur

★ Brust-, Schulter-, Rumpf- und Gesäßmuskulatur

Ausgangsposition:
Sie stützen sich mit den Händen auf dem Boden ab und positionieren die Fersen auf einem Gymnastikball. Die Arme sind fast gestreckt, die Hände befinden sich unterhalb der Schultern und die Finger zeigen in Richtung der Füße. Balancieren Sie die Position aus und spannen Sie die Fersen in den Ball, um die Position zu stabilisieren. Die Bauch- und die Gesäßmuskulatur sind angespannt und der Rücken ist gerade.

Übungsdurchführung:
Beugen Sie die Arme, wobei Sie die Ellbogen nah am Körper halten und senken Sie gleichzeitig das Gesäß. Bewegen Sie die Arme jedoch nur bis zur waagerechten Position der Oberarme, um eine Überlastung der Schultergelenke zu vermeiden. Halten Sie kurz die Endposition, bevor Sie sich in die Ausgangsposition zurückdrücken. Vermeiden Sie unkontrollierte Bewegungen auf dem Ball.

Variante:
Sie können auch die Hände auf dem Gymnastikball und die Füße auf dem Boden abstellen.

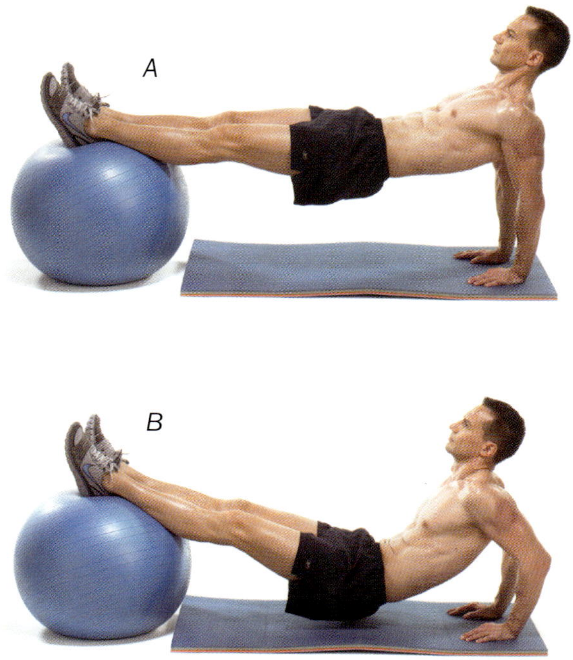

A–B: Die Ausgangs- und die Endposition.

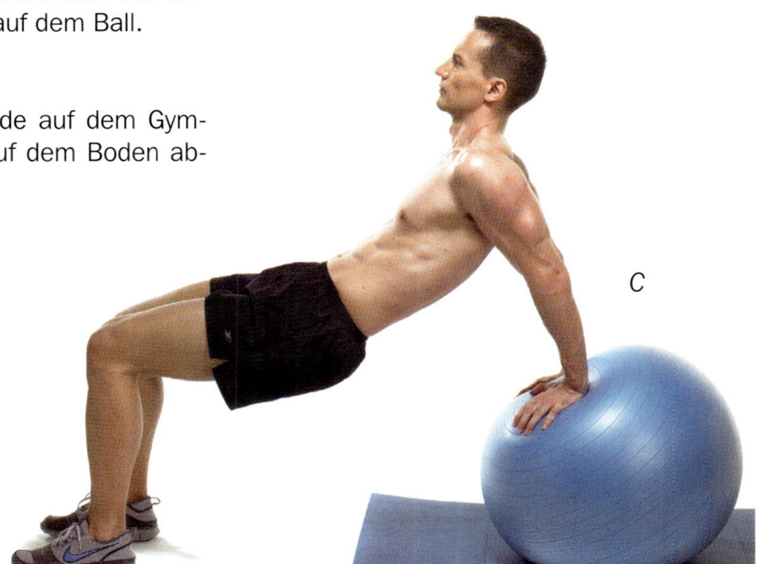

C: Die Ausführung mit den Händen auf dem Gymnastikball.

K 10: Arm strecken mit Band

Kräftigung:
★★ hintere Oberarmmuskulatur

Ausgangsposition:
Befestigen Sie das Stretchband in Schulterhöhe und stellen Sie sich gerade davor. In den Händen halten Sie die Enden des Bandes, wobei sich das Band in mittlerer Spannung befindet. Der Oberarm ist eng am Körper positioniert und die Bauch- und die Gesäßmuskulatur sind angespannt.

Übungsdurchführung:
Ziehen Sie den Unterarm gegen den Widerstand des Bandes nach hinten, ohne die Position des Oberarms zu verändern. Halten Sie kurz die Endposition, bevor Sie den Unterarm langsam in die Ausgangsposition zurückbringen, jedoch nicht darüber hinaus, damit das Band in Spannung bleibt. Vermeiden Sie es, die Schultern nach vorne zu verdrehen, und achten Sie darauf, dass Sie die Handgelenke gerade halten.

Variante:
Die Übung kann auch mit durchgehend gestrecktem Arm oder mit beiden Armen gleichzeitig durchgeführt werden.
Alternativ können Sie die Übung im Stand auf einem Kreisel ausführen. Weit Fortgeschrittenen gelingt diese Variante einbeinig.

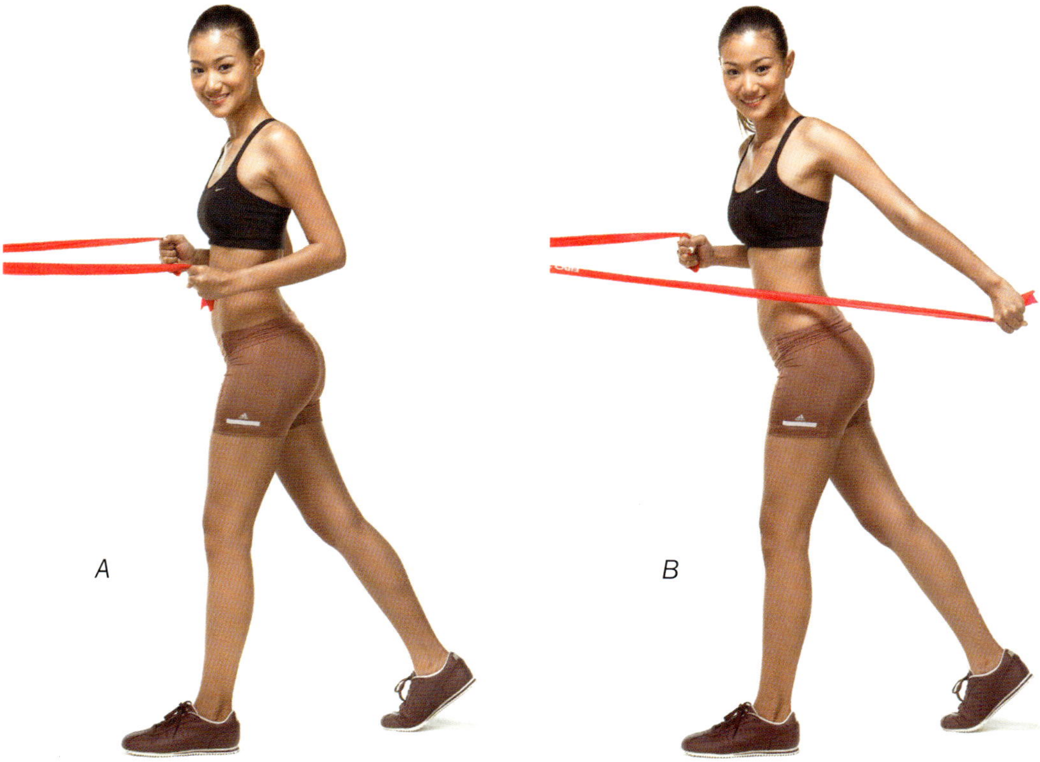

A–B: Die Ausgangs- und die Endposition.

K 11: Arm seitlich nach unten führen

Kräftigung:
★★ hintere Oberarmmuskulatur
★ Schulter- und Rumpfmuskulatur

Ausgangsposition:
Sie sitzen aufrecht auf einem Gymnastikball und haben die Arme nach oben gestreckt. In den Händen halten Sie so ein Stretchband, dass es sich in mittlerer Spannung befindet. Drücken Sie die Füße auf den Boden und spannen Sie die Bauch- und die Gesäßmuskulatur, um die Position zu stabilisieren.

Übungsdurchführung:
Ziehen Sie einen Arm gegen den Widerstand des Bandes nach unten, ohne die Position des anderen Armes zu verändern. Halten Sie kurz die Endposition, bevor Sie den Arm langsam in die Ausgangsposition zurückbewegen, jedoch nicht darüber hinaus, damit das Band in Spannung bleibt. Vermeiden Sie es, die Schultern nach vorne zu verdrehen, und achten Sie auf gerade Handgelenke.

Variante:
Zur Intensivierung können Sie einen Fuß etwas vom Boden anheben.

A

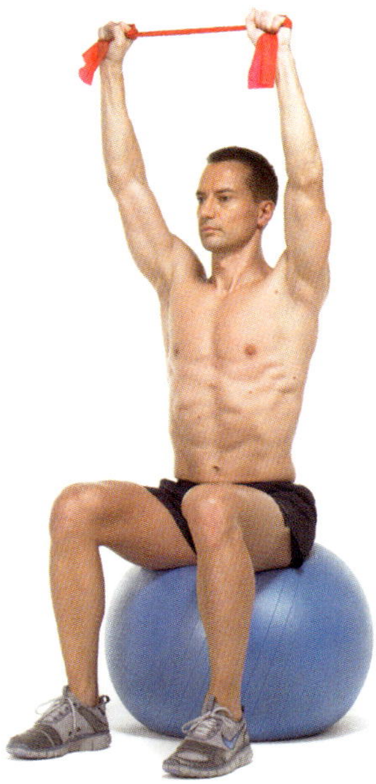

B

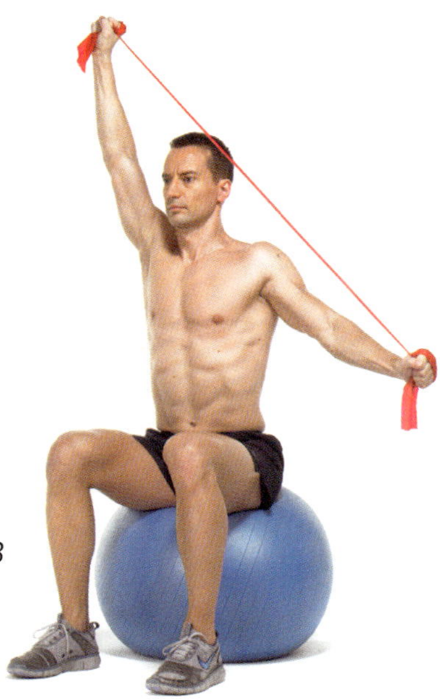

A–B: Die Ausgangs- und die Endposition.

C

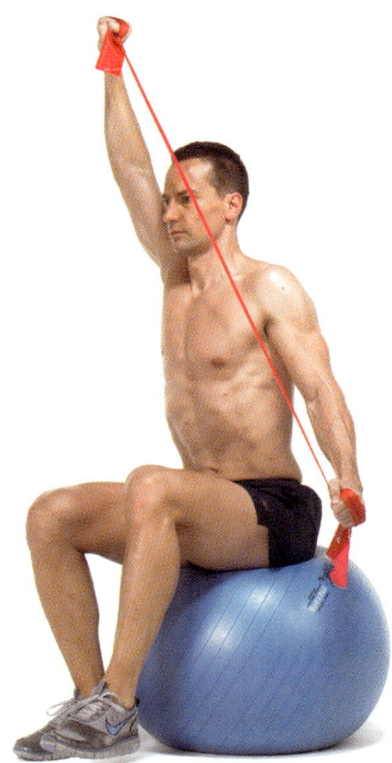

C: Die Variante für Fortgeschrittene.

K 12: Armstrecken in Vorbeuge

Kräftigung:
★★ hintere Oberarmmuskulatur
★ Schulter- und Rumpfmuskulatur

Ausgangsposition:
Sie stehen im Ausfallschritt und stützen sich mit einer Hand auf einen Gymnastikball. In der anderen Hand halten Sie eine Kurzhantel, wobei der Ellbogen an den Rippen fixiert ist. Spannen Sie die Bauch- und die Gesäßmuskulatur an, um die Position zu stabilisieren.

Übungsdurchführung:
Strecken Sie den Unterarm, ohne den Oberarm zu bewegen und ohne Schwung zu holen. Halten Sie kurz die Endposition, bevor Sie den Unterarm langsam in die Ausgangsposition zurückbeugen, und schließlich die Übung wiederholen. Vermeiden Sie Ausweichbewegungen mit dem Oberkörper und der Schulter und achten Sie darauf, dass Sie das Handgelenk gerade halten.

Variante:
Fortgeschrittene können das zum stützenden Arm gleichseitige Bein anheben.

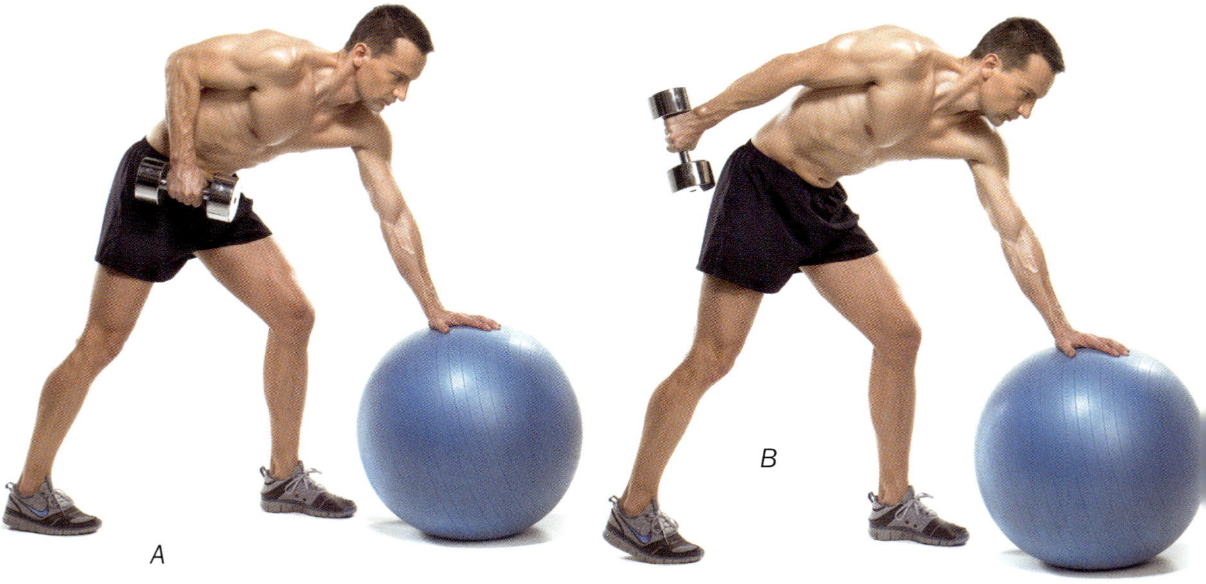

A–B: Die Ausgangs- und die Endposition.

K 13: Beidarmiges Strecken nach hinten

Kräftigung:
★★ hintere Oberarmmuskulatur
★ Rumpfmuskulatur

Ausgangsposition:
Sie liegen in Bauchlage auf einem Gymnastikball. Die Ellbogen sind an den Rippen fixiert und in den Händen halten Sie Kurzhanteln, wobei die Handflächen zum Körper zeigen. Drücken Sie die Unterschenkel auf den Boden und spannen Sie die Bauch- und die Gesäßmuskulatur an, um die Position zu stabilisieren.

Übungsdurchführung:
Strecken Sie die Unterarme, ohne die Oberarme zu bewegen und ohne Schwung zu holen. Halten Sie kurz die Endposition, bevor Sie die Unterarme langsam in die Ausgangsposition zurückbeugen. Vermeiden Sie unkontrollierte Bewegungen auf dem Ball und ein Abknicken der Handgelenke.

Variante:
Zur Intensivierung können Sie die Übung mit gestreckten Beinen ausführen, wobei nur die Fußzehen den Boden berühren. Weit Fortgeschrittene können zusätzlich einen Fuß etwas vom Boden anheben.

A

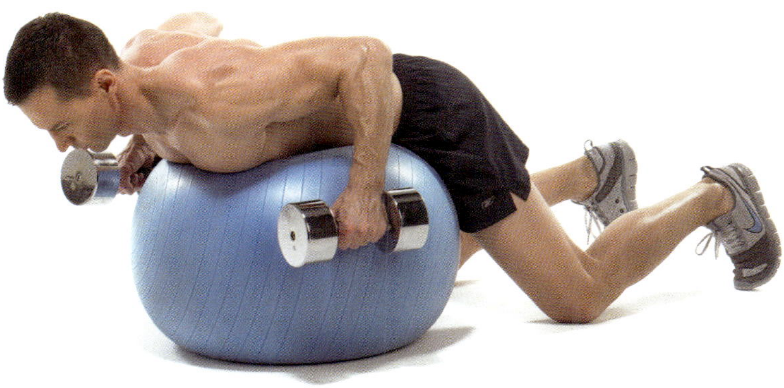

B

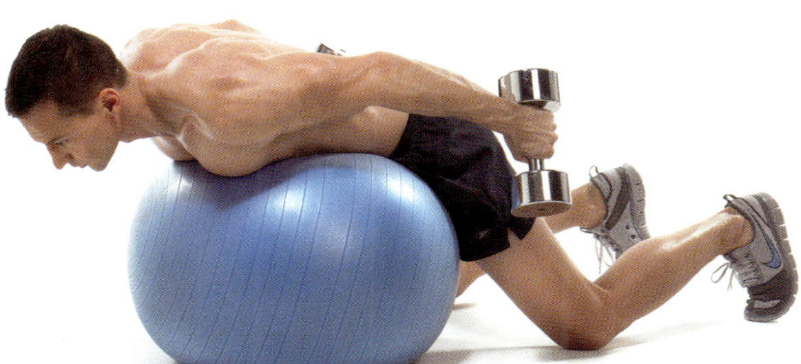

A–B: Die Ausgangs- und die Endposition.

2. Übungen für oberen Rücken, hintere Schultern und vordere Oberarme

K 14: Ruderzug

Kräftigung:
★★ obere Rückenmuskulatur
★ hintere Schulter-, vordere Oberarm- und Rumpfmuskulatur

Ausgangsposition:
Sie sitzen aufrecht auf einem Gymnastikball. Die Arme sind nach vorne gestreckt und die Schultern sind nach hinten unten gezogen. In den Händen halten Sie die Enden eines Stretchbandes, das in Rumpfhöhe befestigt ist und sich in mittlerer Spannung befindet. Drücken Sie die Füße auf den Boden und spannen Sie die Bauch- und die Gesäßmuskulatur an, um die Position zu stabilisieren.

Übungsdurchführung:
Ziehen Sie die Ellbogen so weit wie möglich nach hinten und spannen Sie am Ende der Bewegung die Schulterblätter zusammen. Dann bewegen Sie die Arme wieder in die Ausgangsposition zurück, jedoch nicht darüber hinaus, damit das Band in Spannung bleibt. Vermeiden Sie es, die Schultern anzuheben, und achten Sie auf einen geraden Oberkörper und gerade Handgelenke, sowie auf angespannte Bauchmuskulatur.

Variante:
Zur Intensivierung können Sie einen Fuß etwas vom Boden anheben.
Als Alternative können Sie den Zug schräg von oben nach unten ausführen.

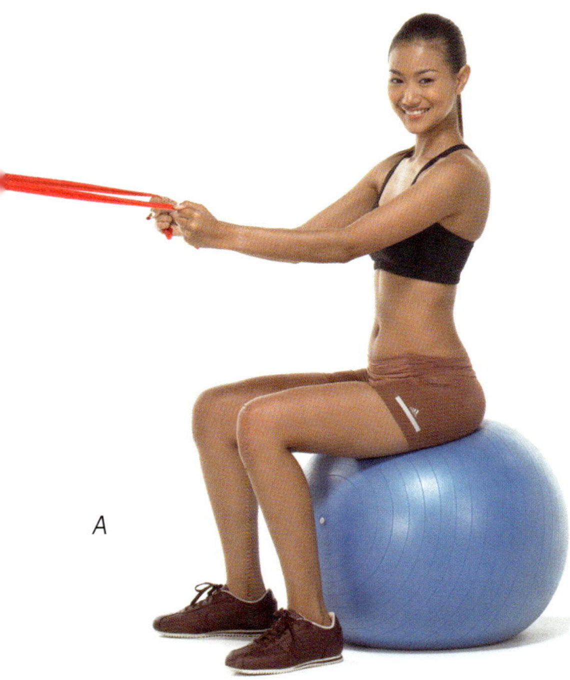
A

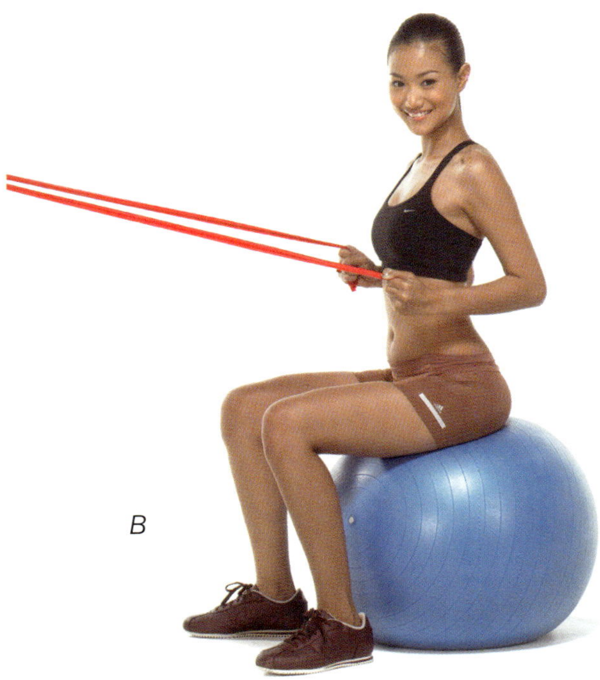
B

A–B: Die Ausgangs- und die Endposition.

K 15: Lastzug in Bauchlage

Kräftigung:

★★ obere Rückenmuskulatur

★ hintere Schulter-, vordere Oberarm- und Rumpfmuskulatur

Ausgangsposition:
Sie liegen in Bauchlage auf einem Gymnastikball. Die Arme sind nach vorne gestreckt und etwas weiter als schulterbreit auseinander. In den Händen halten Sie die Enden eines Stretchbandes, das in Kniehöhe befestigt ist und sich in mittlerer Spannung befindet. Drücken Sie die Zehen fest auf den Boden und spannen Sie die Bauch- und die Gesäßmuskulatur an, um die Position zu stabilisieren.

Übungsdurchführung:
Ziehen Sie die Ellbogen in einer gleichmäßigen Bewegung zu den Rippen. Dann bewegen Sie die Arme wieder in die Ausgangsposition zurück, jedoch nicht darüber hinaus, damit das Band in Spannung bleibt. Vermeiden Sie unkontrollierte Bewegungen auf dem Ball und Ausweichbewegungen wie das Anheben von Schultern und Nacken.

Variante:
Zur Intensivierung können Sie einen Fuß etwas vom Boden anheben.

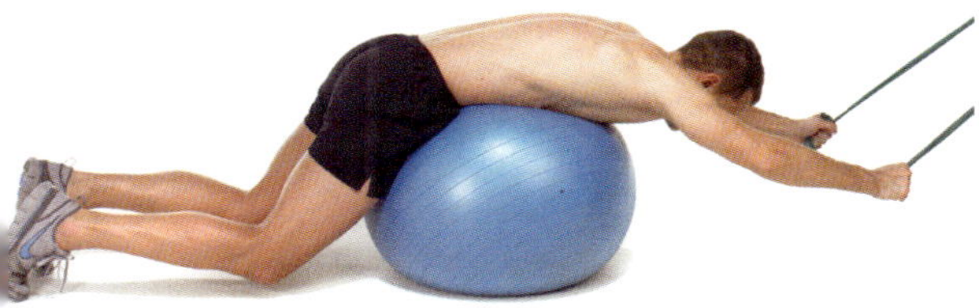
A

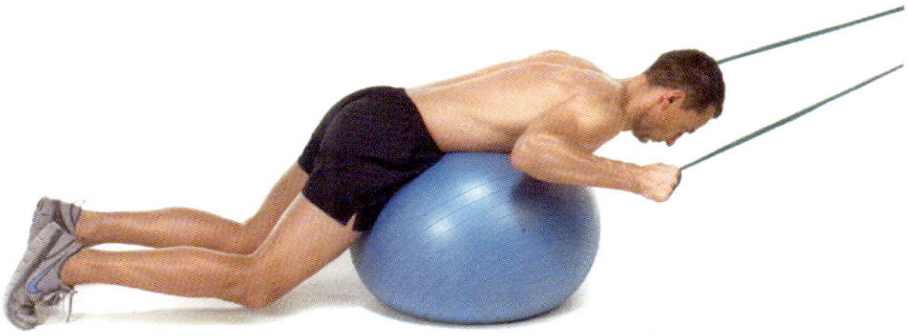
B

A–B: Die Ausgangs- und die Endposition.

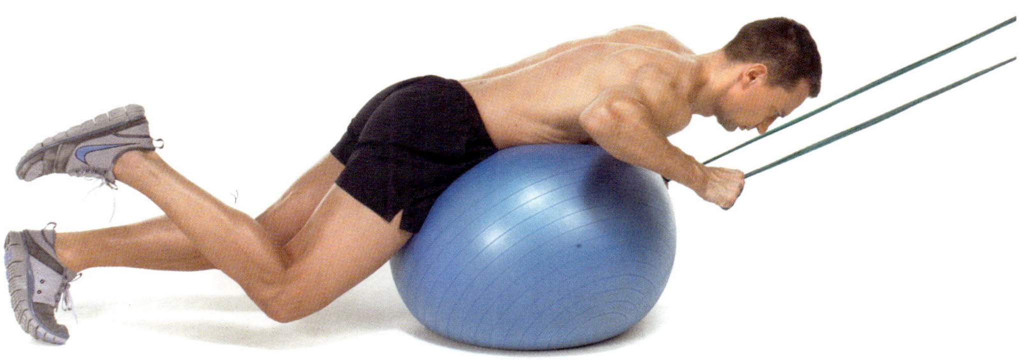
C

C: Die intensive Variante mit Fußanheben.

K 16: Rudern einarmig

Kräftigung:
★★ obere Rückenmuskulatur
★ Nacken-, Schulter-, vordere Oberarm- und Rumpfmuskulatur

Ausgangsposition:
Sie stehen im Ausfallschritt und stützen sich mit einer Hand auf einen Gymnastikball. Der Oberkörper ist gerade und der Arm der anderen Seite zeigt nach unten. In der Hand halten Sie eine Kurzhantel, wobei die Handfläche zum Körper gerichtet ist. Spannen Sie die Bauch- und die Gesäßmuskulatur an, um die Position zu stabilisieren.

Übungsdurchführung:
Ziehen Sie den Ellbogen so weit wie möglich nach hinten oben, eng am Körper entlang. Anschließend senken Sie den Arm langsam, jedoch nicht bis zur vollen Streckung, und wiederholen schließlich die Übung. Vermeiden Sie Ausweichbewegungen mit dem Oberkörper und der Schulter und achten Sie darauf, dass Sie den Oberkörper gerade halten.

Variante:
Fortgeschrittene können das zum stützenden Arm gleichseitige Bein anheben.

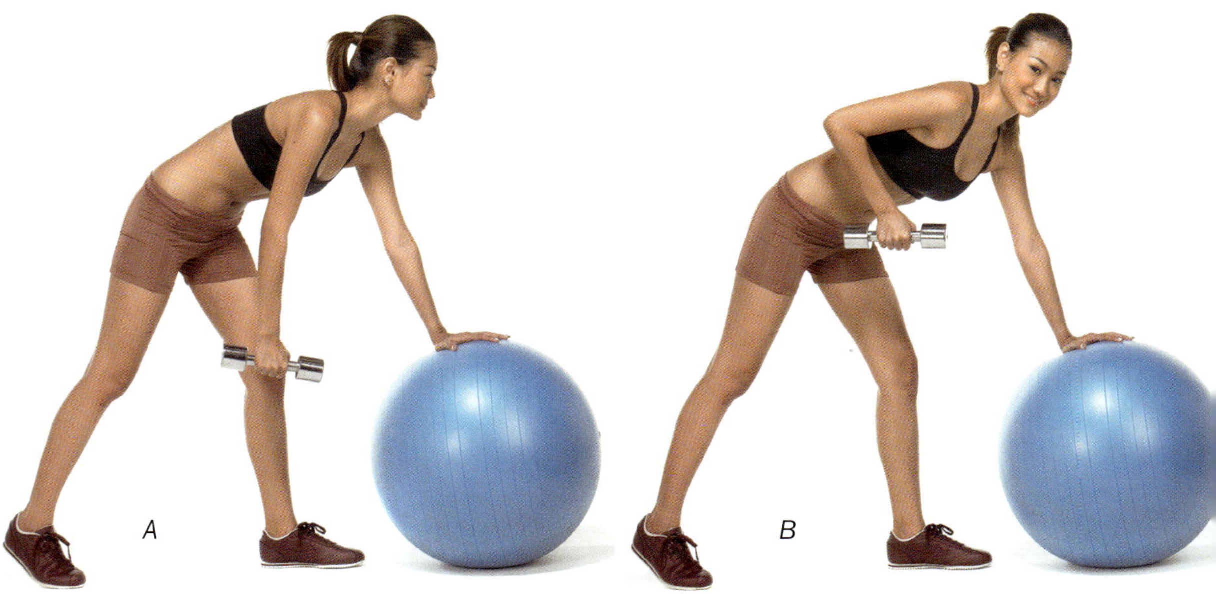

A–B: Die Ausgangs- und die Endposition.

K 17: Rudern beidarmig

Kräftigung:
★★ obere Rückenmuskulatur
★ Nacken-, hintere Schulter-, vordere Oberarm- und Rumpfmuskulatur

Ausgangsposition:
Sie befinden sich in Bauchlage auf einem Gymnastikball und stützen sich mit den Unterschenkeln auf dem Boden ab. Der Oberkörper ist gerade und die Arme hängen nach unten. In den Händen halten Sie Kurzhanteln, wobei die Handinnenseiten zueinander weisen. Spannen Sie die Knie in den Boden und die Bauch- und die Gesäßmuskulatur an, um die Position zu stabilisieren.

Übungsdurchführung:
Ziehen Sie die Ellbogen nach hinten oben und am Ende der Bewegung die Schulterblätter zusammen. Halten Sie kurz die Endposition, bevor Sie die Arme langsam in die Ausgangsposition zurückbewegen. Vermeiden Sie unkontrollierte Bewegungen auf dem Ball und Ausweichbewegungen wie das Anheben von Schultern und Nacken.

Variante:
Je enger Sie die Ellbogen an den Rippen entlang bewegen, desto mehr wird die obere Rückenmuskulatur aktiviert. Dementsprechend weniger intensiv werden die hintere Schulter- und die Nackenmuskulatur trainiert.

A

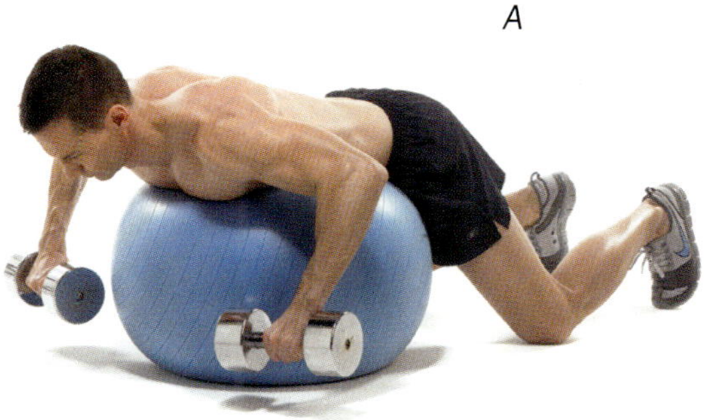

B

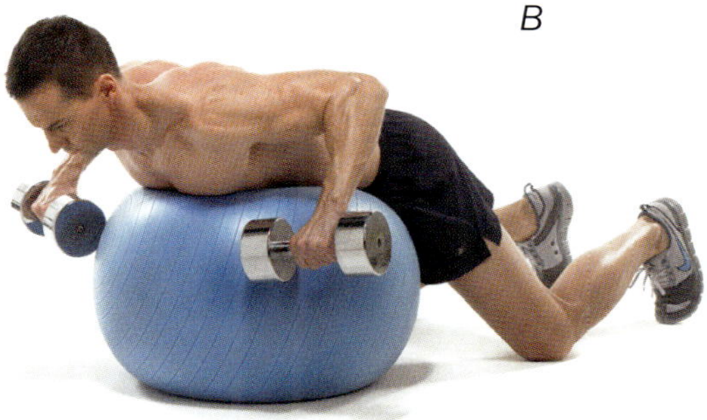

A–B: Die Ausgangs- und die Endposition.

C

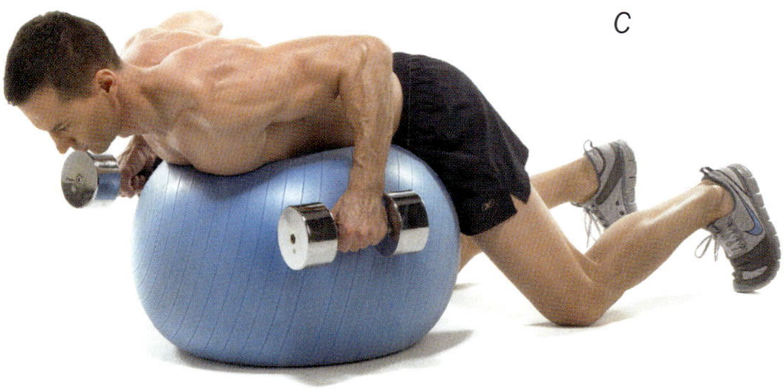

C: Die Zugvariante eng an den Rippen entlang.

K 18: Reverse Flys mit Band

Kräftigung:

★★ Nacken- und hintere Schultermuskulatur

★ seitliche Schulter-, obere Rücken- und Rumpfmuskulatur

Ausgangsposition:

Sie sitzen aufrecht auf einem Gymnastikball. Die Arme sind nach vorne gestreckt und die Handflächen weisen zueinander. In den Händen halten Sie die Enden eines Stretchbandes, wobei das Band in Rumpfhöhe befestigt ist und sich in mittlerer Spannung befindet. Die Schultern ziehen Sie nach hinten unten und die Handgelenke halten Sie gerade. Drücken Sie die Füße auf den Boden und spannen Sie die Bauch- und die Gesäßmuskulatur an, um die Position zu stabilisieren.

Übungsdurchführung:

Ziehen Sie die leicht gebeugten Arme nach hinten, bis sich die Oberarme in Verlängerung der Schultern befinden. Am Ende der Bewegung bringen Sie die Schulterblätter zusammen. Halten Sie kurz die Endposition, bevor Sie die Arme wieder langsam in die Ausgangsposition zurückbewegen, jedoch nicht darüber hinaus, damit das Band in Spannung bleibt. Vermeiden Sie Ausweichbewegungen mit der Schultermuskulatur nach oben und achten Sie auf einen geraden Oberkörper und eine angespannte Bauchmuskulatur.

Variante:

Zur Intensivierung können Sie einen Fuß etwas vom Boden anheben.
Als Variante können Sie die Übung im Stand auf einem Therapiekreisel ausführen.

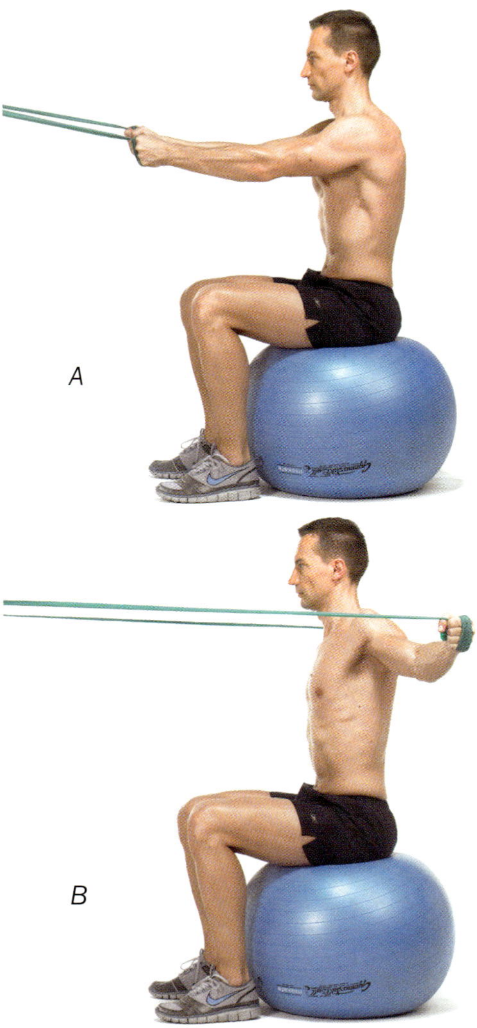

A

B

A–B: Die Ausgangs- und die Endposition.

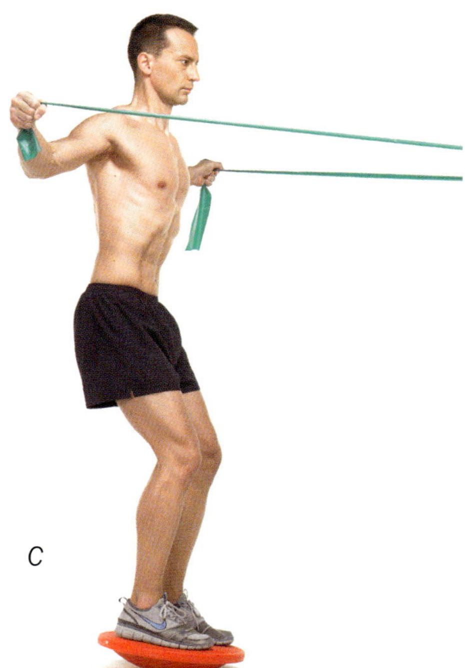

C

C: Die Variante im Stand auf einem Therapiekreis

K 19: Reverse Flys mit Hanteln

Kräftigung:
★★ hintere Schultermuskulatur
★ Nacken-, seitliche Schulter-, obere Rücken- und Rumpfmuskulatur

Ausgangsposition:
Sie liegen in Bauchlage auf einem Gymnastikball. Den Oberkörper halten Sie gerade, die Arme hängen nach unten und die Unterschenkel berühren den Boden. In den Händen halten Sie Kurzhanteln, wobei die Handflächen zueinanderweisen. Drücken Sie die Unterschenkel auf den Boden und spannen Sie die Bauch- und die Gesäßmuskulatur an, um die Position zu stabilisieren.

Übungsdurchführung:
Heben Sie die leicht gebeugten Arme an, bis sich die Oberarme in Verlängerung der Schultern befinden. Am Ende der Bewegung ziehen Sie die Schulterblätter zusammen. Halten Sie kurz die Endposition, bevor Sie die Arme langsam in die Ausgangsposition zurückbewegen. Vermeiden Sie unkontrollierte Bewegungen auf dem Ball und Ausweichbewegungen mit dem Oberkörper.

Variante:
Je näher sich der Ball am Rumpf befindet, desto intensiver wird die Übung.
Zur Intensivierung können Sie die Knie vom Boden anheben, so dass nur noch die Zehen den Boden berühren.
Alternativ können Sie die Übung im Stand auf einem Therapiekreisel ausführen.

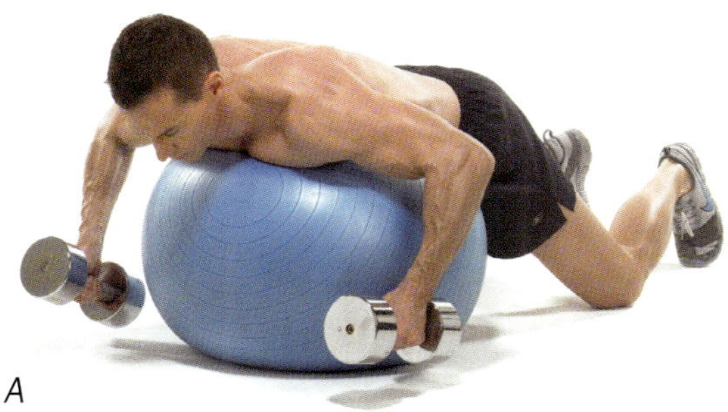
A

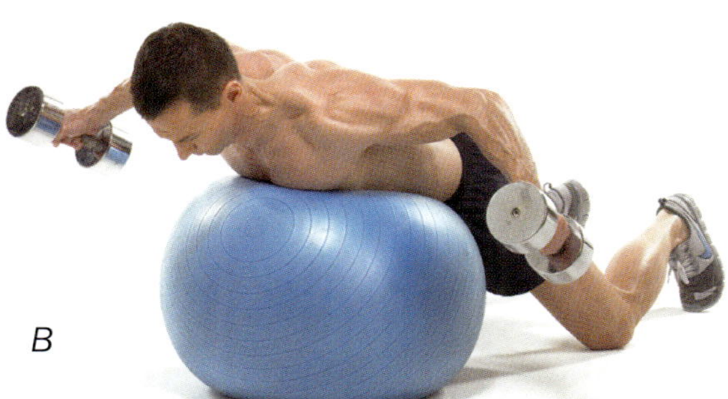
B

A–B: Die Ausgangs- und die Endposition.

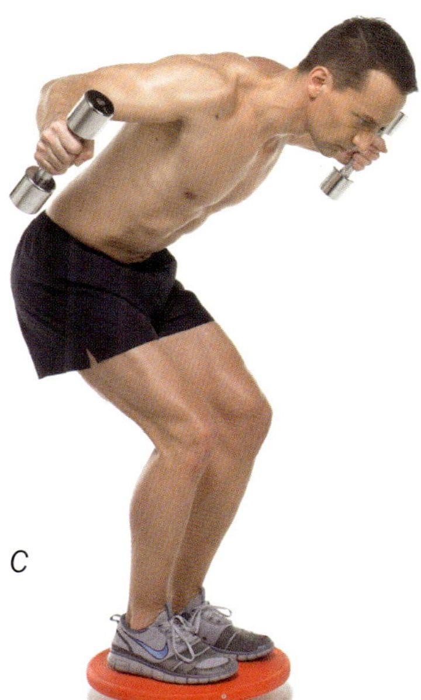
C

C: Die Variante im Stand auf einem Therapiekreisel.

K 20: Armheben diagonal

Kräftigung:
★★ Außenrotatoren
★ Rumpfmuskulatur

Ausgangsposition:
Sie sitzen aufrecht auf einem Gymnastikball und haben ein Stretchband so um die Hände befestigt, dass es sich in mittlerer Spannung befindet. Ein Arm ist nach unten gestreckt und am Körper fixiert, der andere Arm befindet sich vor dem Körper, die Handgelenke halten Sie gerade. Drücken Sie die Füße auf den Boden und spannen Sie die Bauch- und Gesäßmuskulatur an, um die Position zu stabilisieren.

Übungsdurchführung:
Heben Sie den Arm gegen den Widerstand des Bandes diagonal nach oben, so dass am Ende der Bewegung der Handrücken nach hinten zeigt. Anschließend bewegen Sie den Arm langsam in die Ausgangsposition zurück, jedoch nicht darüber hinaus, und wiederholen schließlich die Übung. Vermeiden Sie es, die Schultern anzuheben und achten Sie darauf, dass Sie die die Handgelenke gerade halten.

Variante:
Zur Intensivierung können Sie einen Fuß etwas vom Boden anheben.

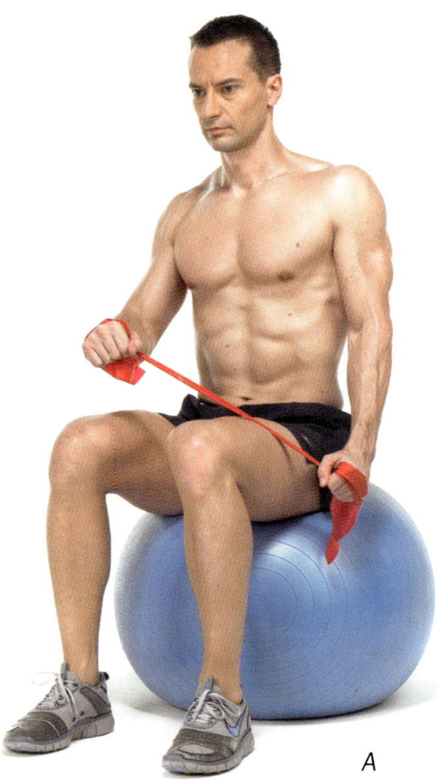
A

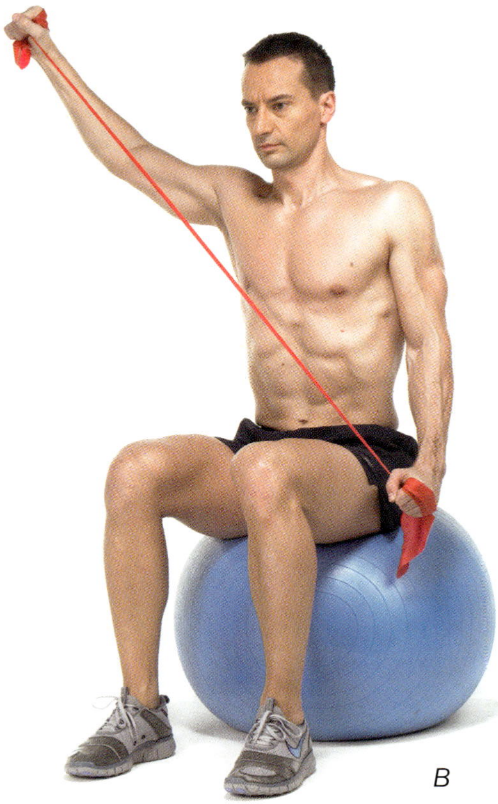
B

A–B: Die Ausgangs- und die Endposition.

K 21: Außenrotation

Kräftigung:
★★ Außenrotatoren
★ Rumpfmuskulatur

Ausgangsposition:
Sie sitzen aufrecht auf einem Gymnastikball und haben ein Stretchband so um die Hände befestigt, dass es sich in mittlerer Spannung befindet. Die Unterarme sind angehoben, wobei der Winkel zwischen Unter- und Oberarm jeweils etwa 90 Grad beträgt und die Handrücken nach außen zeigen. Halten Sie die Ellbogen an der Körperseite und die Handgelenke gerade. Drücken Sie nun die Füße auf den Boden und spannen Sie die Bauch- und Gesäßmuskulatur an, um die Position zu stabilisieren.

Übungsdurchführung:
Drehen Sie die Unterarme gegen den Widerstand des Bandes nach außen, ohne die Position der Oberarme zu verändern. Anschließend bewegen Sie die Unterarme langsam in die Ausgangsposition zurück, jedoch nicht darüber hinaus, und wiederholen schließlich die Übung. Vermeiden Sie Ausweichbewegungen mit den Schultern und achten Sie auf gerade gehaltene Handgelenke.

Variante:
Zur Intensivierung können Sie einen Fuß etwas anheben. Die Übung kann auch im Stand auf einem Therapiekreisel ausgeführt werden.

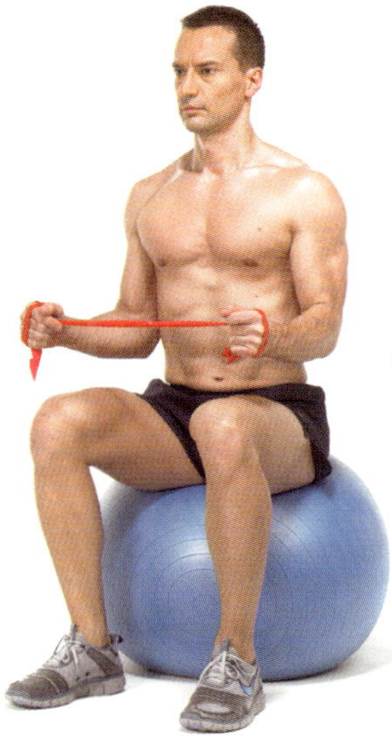

A

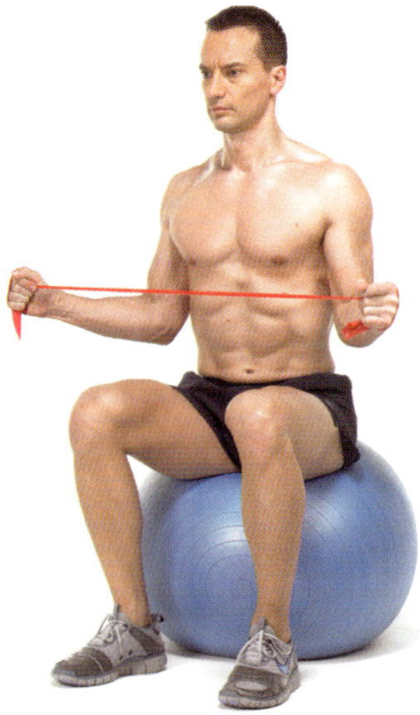

B

A–B: Die Ausgangs- und die Endposition.

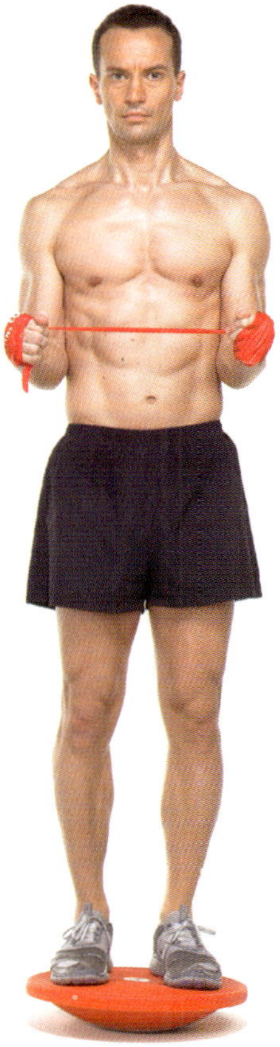

C

C: Die Variante im Stand auf dem Therapiekreisel.

K 22: Curl im Stand

Kräftigung:
★★ vordere Oberarmmuskulatur
★ vordere Schultermuskulatur

Ausgangsposition:
Befestigen Sie die Enden eines Stretchbandes an den Enden einer kleinen Stange, z. B. einem Kleiderbügel. Stellen Sie sich etwa hüftbreit auf das Band und halten Sie die Stange so vor den Oberschenkeln, dass sich das Band in mittlerer Spannung befindet. Die Handflächen weisen nach vorne und die Ellbogen sind am Körper fixiert. Ziehen Sie die Schultern nach hinten unten und spannen Sie die Bauch- und die Gesäßmuskulatur an.

Übungsdurchführung:
Führen Sie die Unterarme nach oben, ohne die Ellbogenposition zu verändern. In der Endposition aktivieren Sie kurz die vordere Oberarmmuskulatur mit maximaler Kraft, wobei Sie gleichmäßig atmen. Anschließend senken Sie die Unterarme langsam wieder, jedoch nicht bis zur vollen Streckung, und wiederholen schließlich die Übung. Vermeiden Sie dabei Schwung zu holen und ein Vorziehen der Schultern und achten Sie darauf, dass Sie die Handgelenke gerade halten.

Variante:
Sie können die Übung auch auf einem Therapiekreisel durchführen.

A
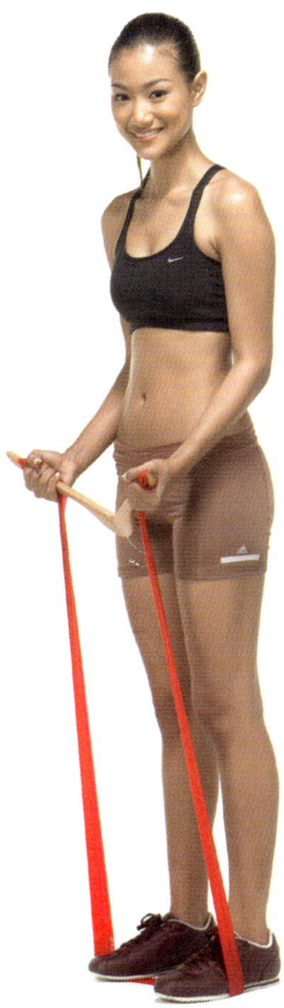

B
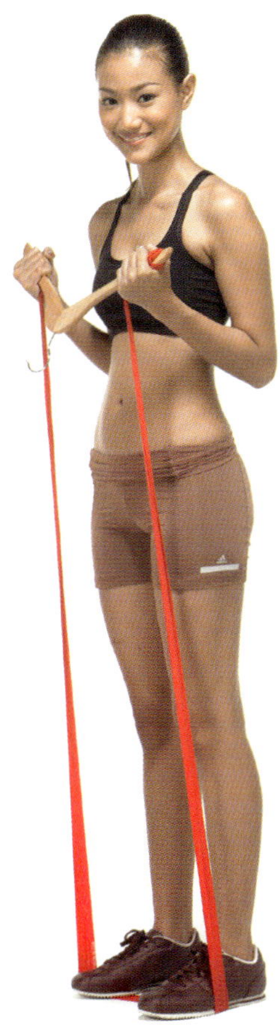

A–B: Die Ausgangs- und die Endposition.

K 23: Bizepscurl

Kräftigung:
★★ vordere Oberarmmuskulatur
★ Rumpfmuskulatur

Ausgangsposition:
Sie sitzen aufrecht auf einem Gymnastikball. Die Arme hängen nach unten und befinden sich eng am Körper. In den Händen halten Sie Kurzhanteln, wobei die Handflächen zueinander weisen. Die Schultern sind nach hinten unten gezogen und die Handgelenke sind gerade. Drücken Sie die Füße auf den Boden und spannen Sie die Bauch- und die Gesäßmuskulatur an, um die Position zu stabilisieren.

Übungsdurchführung:
Heben Sie abwechselnd die Unterarme an, wobei Sie die Handflächen nach oben drehen, ohne jedoch die Position der Ellbogen zu verändern. In der Endposition aktivieren Sie kurz die vordere Oberarmmuskulatur mit maximaler Kraft und atmen dabei gleichmäßig weiter. Dann senken Sie den angehobenen Arm langsam in die Ausgangsposition zurück und beginnen gleichzeitig die Aufwärtsbewegung mit dem anderen Arm. Vermeiden Sie es, die Schultern vorzuziehen, achten Sie darauf, dass Sie die Handgelenke gerade halten.

Variante:
Sie können die Hanteln auch gleichzeitig anheben.
Fortgeschrittene können zur Intensivierung einen Fuß etwas anheben.
Als intensive Variante führen Sie die Übung im Stand auf einem Therapiekreisel aus.

A
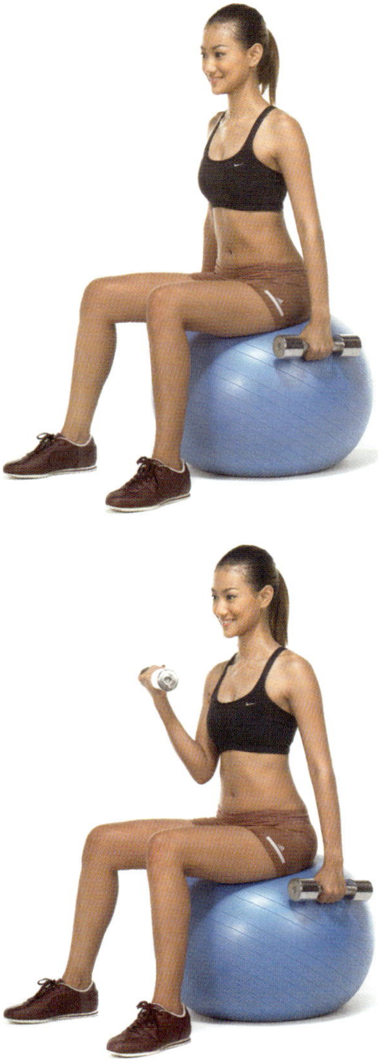
B

A–B: Die Ausgangs- und die Endposition.

C
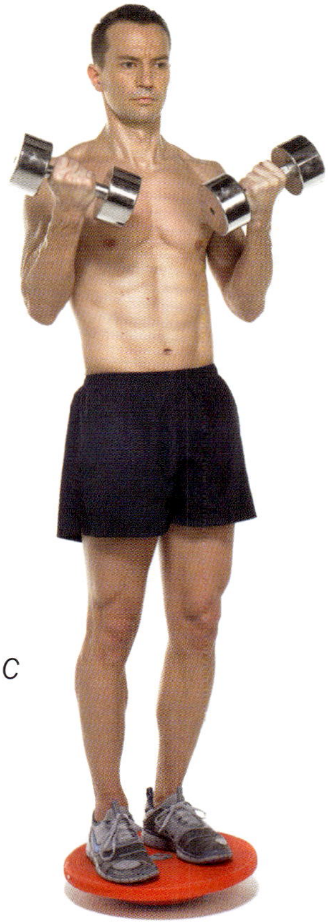

C: Die Variante auf dem Therapiekreisel.

K 24: Konzentrationscurl

Kräftigung:
★★ vordere Oberarmmuskulatur
★ Rumpfmuskulatur

Ausgangsposition:
Sie sitzen aufrecht auf einem Gymnastikball und haben die Beine nach außen gespreizt. In der Hand halten Sie eine Kurzhantel, wobei Sie den Ellbogen an die Innenseite des Oberschenkels legen und die Handfläche nach vorne richten. Die Schultern sind nach hinten unten gezogen und das Handgelenk wird gerade gehalten. Drücken Sie die Füße auf den Boden und spannen Sie die Bauch- und die Gesäßmuskulatur an, um die Position zu stabilisieren.

A
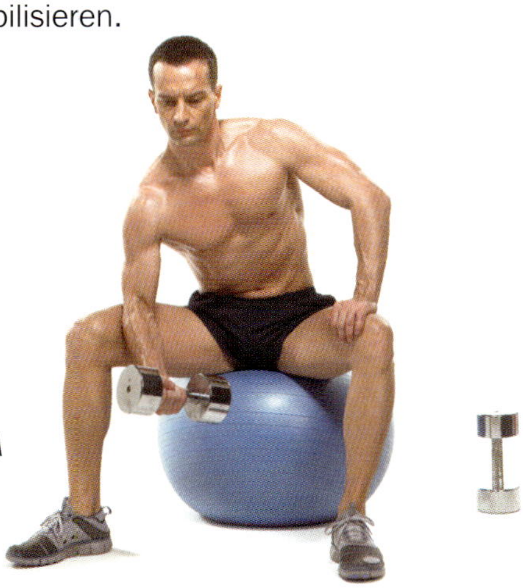

B
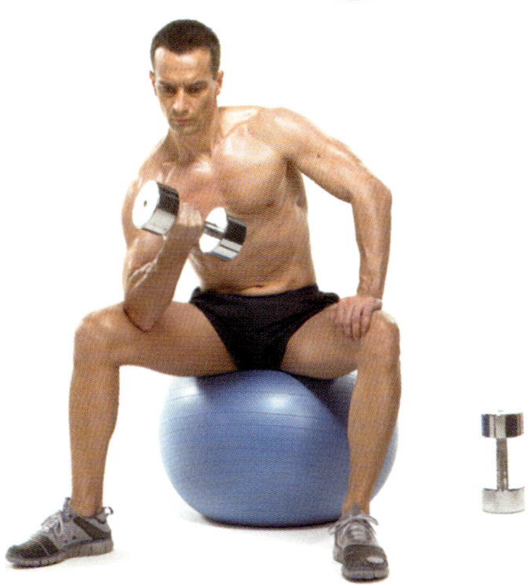

A–B: Die Ausgangs- und die Endposition.

Übungsdurchführung:
Heben Sie die Hantel nach oben, ohne die Position des Ellbogens zu verändern. Die Endposition halten Sie kurz, wobei Sie die vordere Oberarmmuskulatur mit maximaler Kraft anspannen und gleichmäßig atmen. Anschließend senken Sie den Unterarm langsam in die Ausgangsposition zurück. Der Arm bleibt jedoch leicht gebeugt und somit die Muskulatur in Spannung. Vermeiden Sie es, die Schultern vorzuziehen, achten Sie darauf, dass Sie das Handgelenk gerade halten.

Variante:
Zur Intensivierung können Sie einen Fuß etwas vom Boden anheben.
Als Variante können Sie die Übung mit einem Stretchband ausführen. Dazu wird das Band großflächig um den Fuß der nicht übenden Körperseite gelegt. Das Band wird so gehalten, dass es sich in der Ausgangsposition in mittlerer Spannung befindet.

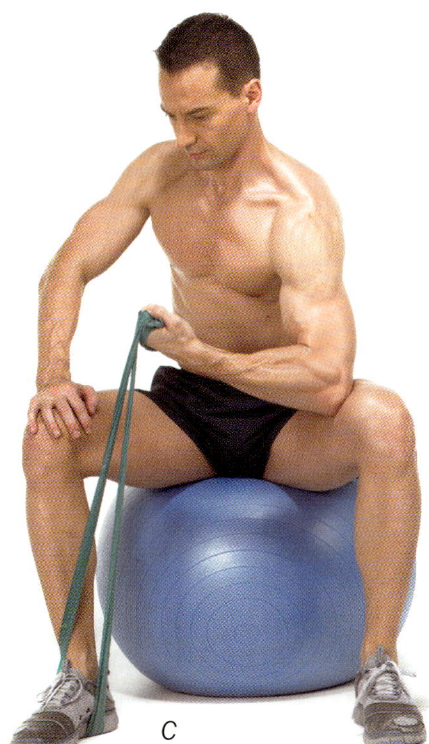
C

C: Die Variante mit Stretchband.

3. Übungen für Bauch und unteren Rücken

K 25: Crunch

Kräftigung:
★★ Rumpfmuskulatur, insbesondere vordere Bauchmuskulatur

Ausgangsposition:
Sie befinden sich in Rückenlage auf einem Gymnastikball. Die Hände sind an den Schläfen, ohne jedoch den Kopf abzustützen, und das Kinn ist geringfügig zur Brust gezogen. Drücken Sie die Füße auf den Boden und spannen Sie die Bauch- und die Gesäßmuskulatur an, um die Position zu stabilisieren.

Übungsdurchführung:
Heben Sie langsam den Oberkörper an. Die gesamte Bewegung erfolgt aus der Bauchmuskulatur, ohne Schwung zu holen. Die Endposition halten Sie für etwa drei Sekunden, wobei Sie die Bauchmuskulatur mit maximaler Kraft anspannen und gleichmäßig atmen. Dann senken Sie den Oberkörper langsam wieder, ohne ihn jedoch nach hinten zu überstrecken, und wiederholen schließlich die Übung. Vermeiden Sie unkontrollierte Bewegungen auf dem Ball.

Variante:
Zur Intensivierung können Sie einen Fuß etwas anheben.
Fortgeschrittene können die Hände gestreckt neben dem Kopf halten und Kurzhanteln einsetzen.

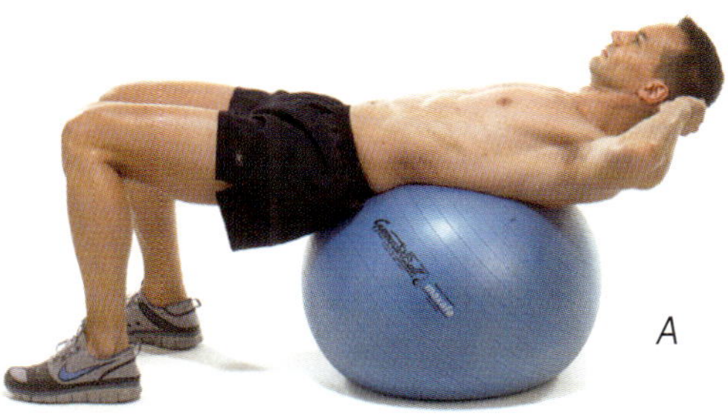
A

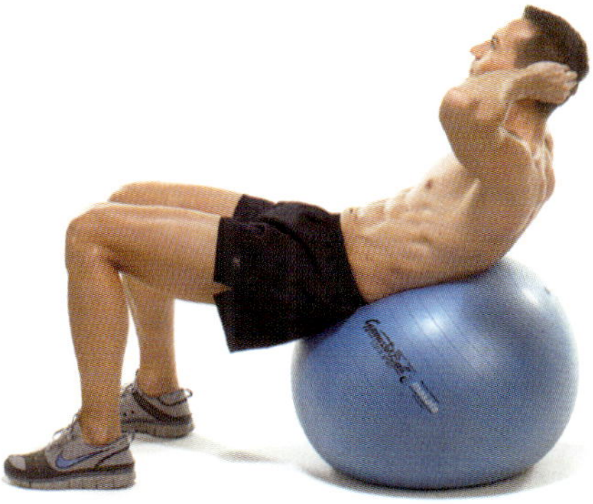
B

A–B: Die Ausgangs- und die Endposition.

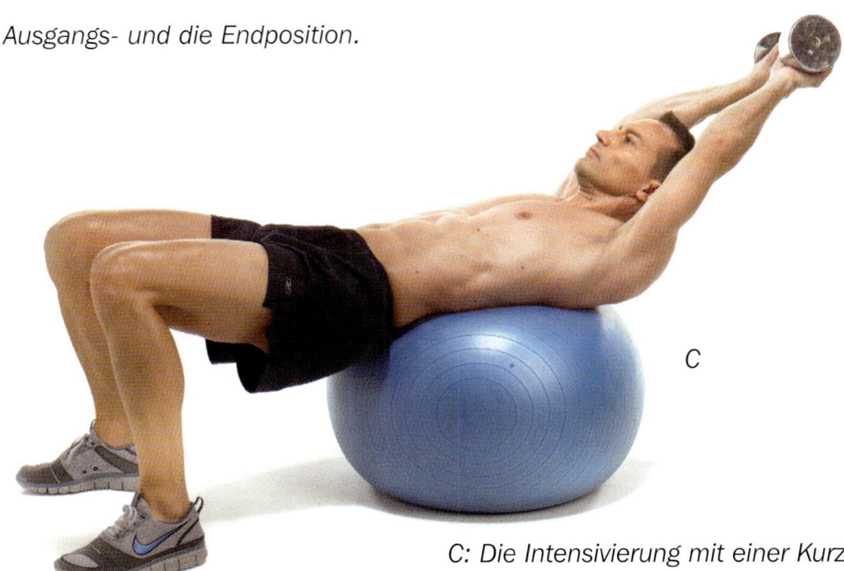
C

C: Die Intensivierung mit einer Kurzhantel.

K 26: Crunch mit Band

Kräftigung:
★★ Rumpfmuskulatur, insbesondere vordere Bauchmuskulatur

Ausgangsposition:
Sie befinden sich in Rückenlage auf einem Gymnastikball. Die Hände sind nach oben neben den Kopf gestreckt und das Kinn ist geringfügig zur Brust gezogen. In den Händen halten Sie die Enden eines Stretchbandes. Drücken Sie die Füße auf den Boden und spannen Sie die Bauch- und die Gesäßmuskulatur an, um die Position zu stabilisieren.

Übungsdurchführung:
Heben Sie langsam den Oberkörper an, wobei Sie die Hände gegen den Widerstand des Bandes nach vorne führen. Die gesamte Bewegung erfolgt aus der Bauchmuskulatur, ohne dabei Schwung zu holen. Die Endposition halten Sie für etwa drei Sekunden, wobei Sie die Bauchmuskulatur mit maximaler Kraft anspannen und gleichmäßig atmen. Dann senken Sie den Oberkörper langsam wieder, ohne ihn jedoch nach hinten zu überstrecken; dann wiederholen Sie die Übung. Vermeiden Sie unkontrollierte Bewegungen auf dem Ball.

Variante:
Zur Intensivierung können Sie einen Fuß etwas anheben.
Sie intensivieren die Aktivität der seitlichen Bauchmuskulatur, indem Sie den Zug seitlich nach vorne ausführen.

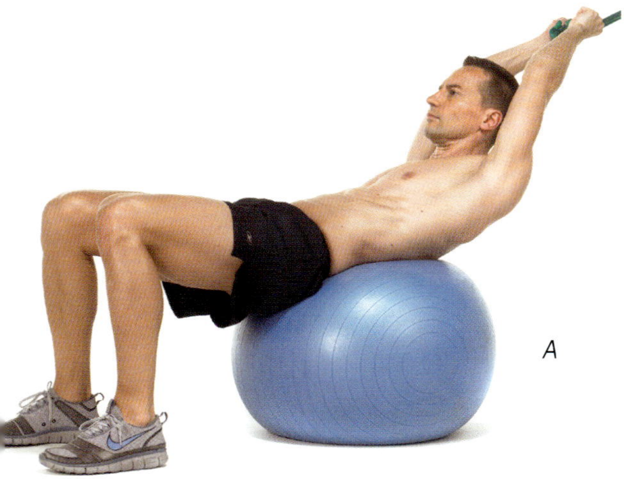

A

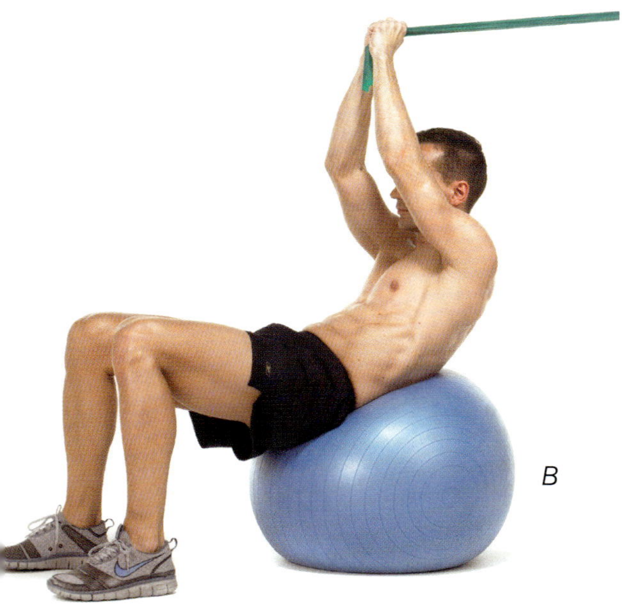

B

C

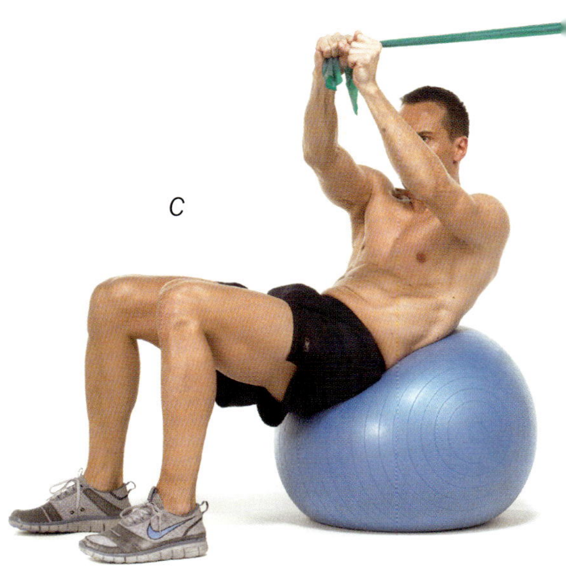

A–B: Die Ausgangs- und die Endposition.

C: Der seitliche Zug nach vorne.

K 27: Seitlicher Crunch

Kräftigung:
★★ Rumpfmuskulatur, insbesondere seitliche Bauchmuskulatur

Ausgangsposition:
Sie befinden sich in Rückenlage auf einem Gymnastikball. Die Hände sind an den Schläfen, ohne jedoch den Kopf abzustützen, und das Kinn ist geringfügig zur Brust gezogen. Drücken Sie die Füße auf den Boden und spannen Sie die Bauch- und die Gesäßmuskulatur an, um die Position zu stabilisieren.

Übungsdurchführung:
Heben Sie langsam den Oberkörper zu einer Seite an. Die gesamte Bewegung erfolgt aus der Bauchmuskulatur, ohne dabei Schwung zu holen. Die Endposition halten Sie für etwa drei Sekunden, wobei Sie die Bauchmuskulatur mit maximaler Kraft anspannen und gleichmäßig atmen. Dann senken Sie den Oberkörper langsam wieder, ohne ihn jedoch nach hinten zu überstrecken, und wiederholen schließlich die Übung. Nach Erreichen der geplanten Wiederholungszahl führen Sie die Übung zur anderen Seite aus. Vermeiden Sie unkontrollierte Bewegungen auf dem Ball.

Variante:
Alternativ können Sie den Oberkörper abwechselnd nach rechts und links anheben.
Zur Intensivierung können Sie einen Fuß etwas anheben. Weit Fortgeschrittene ziehen gleichzeitig das Knie an, zu dessen Seite sie den Oberkörper aufrichten.

A

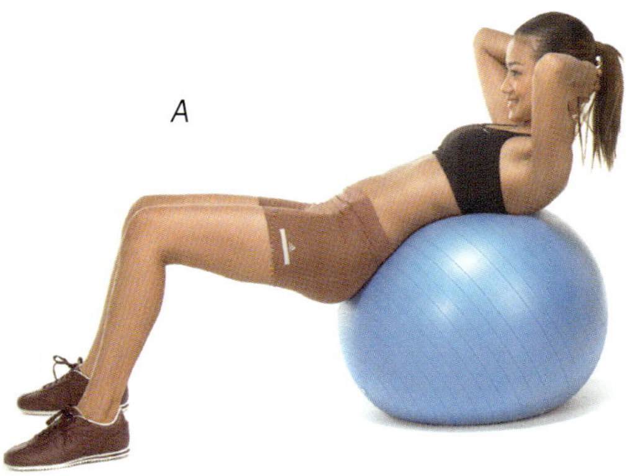

B

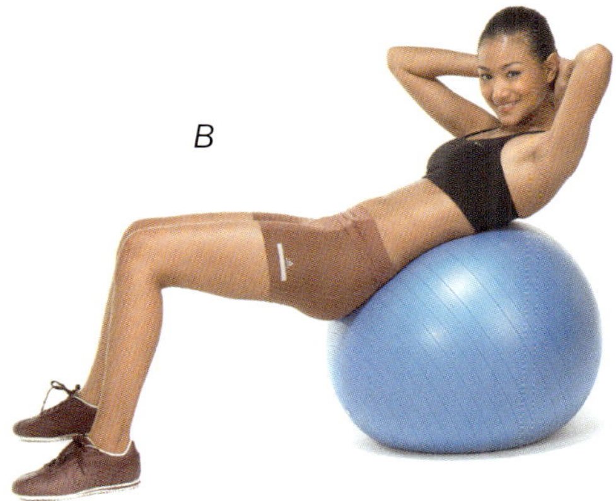

A–B: Die Ausgangs- und die Endposition.

C

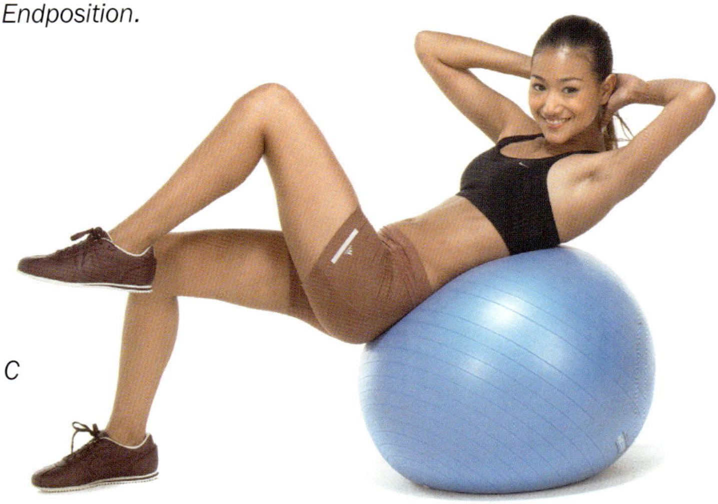

C: Die Intensivierung mit Knie anziehen.

K 28: Crunch mit Knie anziehen

Kräftigung:
★★ vordere Bauchmuskulatur
★ seitliche Bauchmuskulatur

Ausgangsposition:
Sie verknoten ein Stretchband in Kniehöhe an einem schweren Gegenstand und legen sich mit dem Rücken auf den Boden. Heben Sie die Beine mit einem Kniegelenkswinkel von etwas mehr als 90 Grad an. Legen Sie das Band großflächig um die Oberschenkel, so dass es sich in mittlerer Spannung befindet. Die Hände sind an den Schläfen, ohne jedoch den Kopf abzustützen, und das Kinn ist geringfügig zur Brust gezogen. Spannen Sie die Bauch- und die Gesäßmuskulatur an und drücken Sie den unteren Rücken auf den Boden, um ein Hohlkreuz zu vermeiden.

Übungsdurchführung:
Heben Sie langsam den Oberkörper an und ziehen Sie gleichzeitig die Knie etwas an. Die gesamte Bewegung erfolgt aus der Bauchmuskulatur, ohne dabei Schwung zu holen. Die Endposition halten Sie für etwa drei Sekunden, wobei Sie die Bauchmuskulatur mit maximaler Kraft anspannen und gleichmäßig atmen. Dann bewegen Sie sich in die Ausgangsposition zurück, jedoch nicht darüber hinaus, damit das Band in Spannung bleibt. Achten Sie darauf, dass Sie die Übung langsam und gleichmäßig ausführen.

Variante:
Sie vereinfachen die Übung, indem Sie die Beine in der Ausgangsposition lassen.
Sie intensivieren die Übung, indem Sie die Hände gestreckt neben dem Kopf halten. Auch können Sie einen Medizinball in den Händen halten.

A

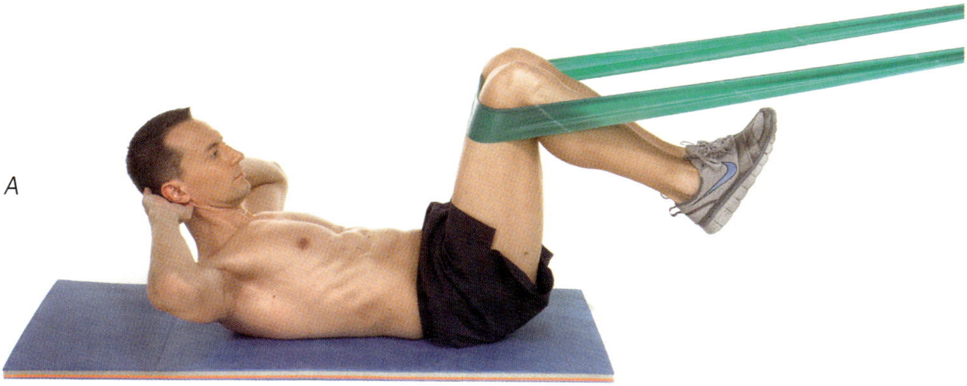

B

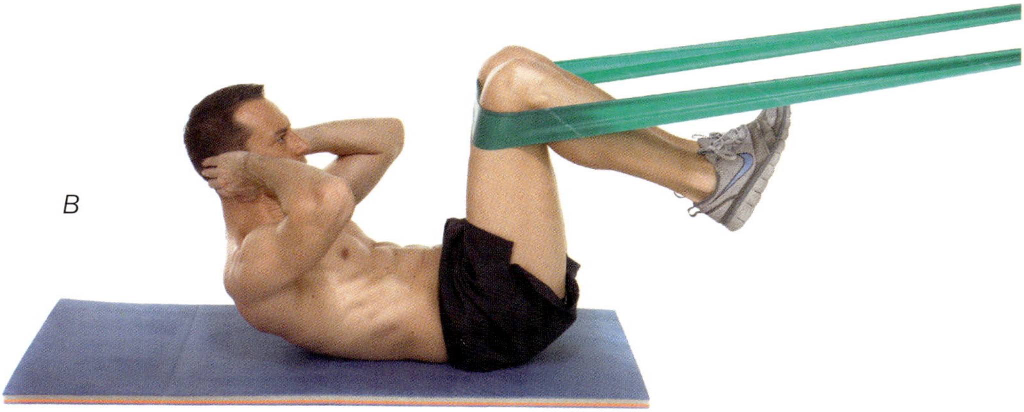

A–B: Die Ausgangs- und die Endposition.

K 29: Gestreckte Beine anziehen

Kräftigung:
★★ vordere Bauchmuskulatur
★ seitliche Bauchmuskulatur

Ausgangsposition:
Sie verknoten ein Stretchband in Kniehöhe an einem schweren Gegenstand und legen sich auf den Rücken. Legen Sie das Band großflächig um die Unterschenkel und heben Sie die gestreckten Beine soweit vom Boden an, bis sich das Band in mittlerer Spannung befindet. Das Kinn ist geringfügig zur Brust gezogen. Spannen Sie die Bauch- und die Gesäßmuskulatur an und drücken Sie den unteren Rücken auf den Boden.

Übungsdurchführung:
Heben Sie die gestreckten Beine gegen den Widerstand des Bandes nach oben. Die gesamte Bewegung erfolgt aus der Bauchmuskulatur, ohne dabei Schwung zu holen. Halten Sie die Endposition für etwa drei Sekunden, wobei Sie die Bauchmuskulatur mit maximaler Kraft anspannen und gleichmäßig atmen. Dann bewegen Sie die Beine in die Ausgangsposition zurück, jedoch nicht darüber hinaus, damit das Band in Spannung bleibt. Vermeiden Sie ein Hohlkreuz und achten Sie darauf, die Übung langsam und gleichmäßig auszuführen.

Variante:
Zur Intensivierung heben Sie den Oberkörper gleichzeitig zur Beinbewegung an.
Sie erhöhen die Aktivität der seitlichen Bauchmuskulatur, indem Sie die Beine seitlich nach vorne bewegen.

A
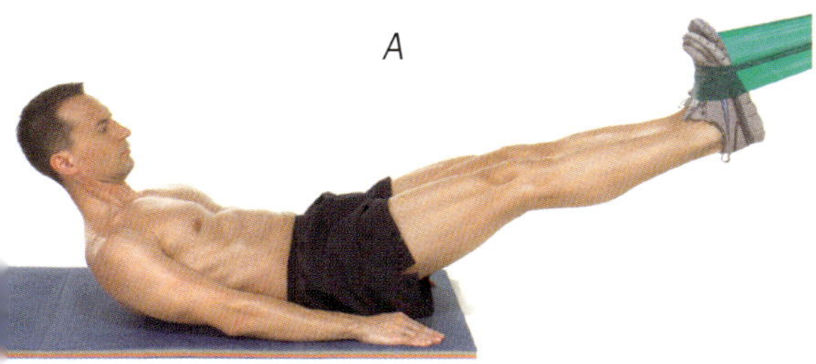

B
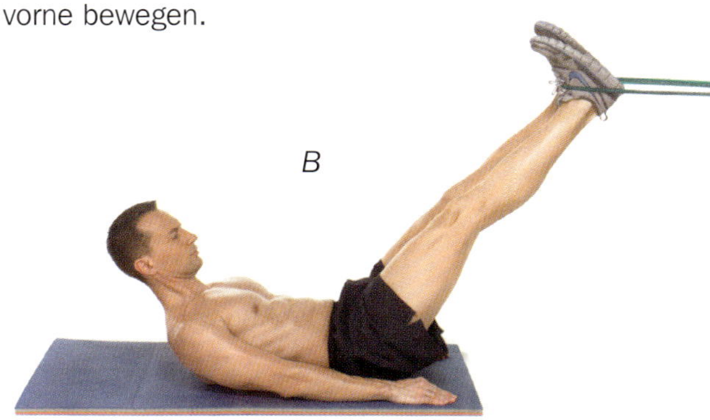

A–B: Die Ausgangs- und die Endposition.

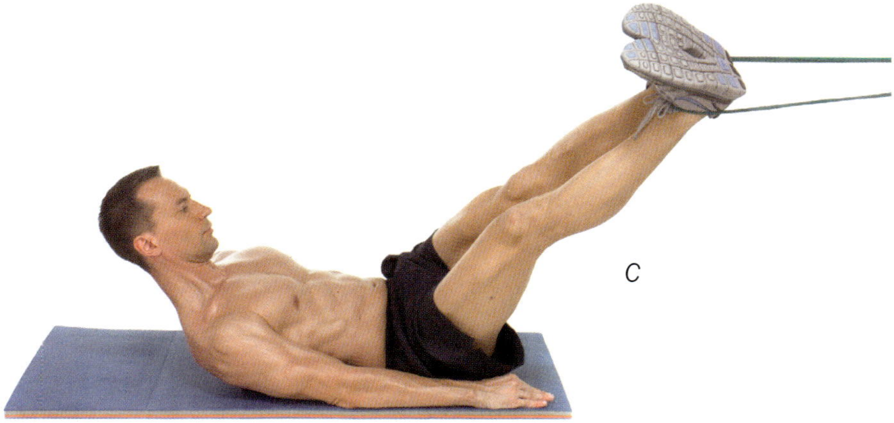
C

C: Das seitliche Anziehen der Beine.

K 30: Becken anheben

Kräftigung:
★★ vordere Bauchmuskulatur
★ seitliche Bauchmuskulatur

Ausgangsposition:
Sie liegen auf dem Rücken und halten die gebeugten Beine in der Luft. Dabei betragen der Knie- und der Hüftgelenkswinkel etwa 90 Grad. Legen Sie ein Stretchband um die Unterschenkel und halten Sie die Enden so, dass sich das Band in mittlerer Spannung befindet. Die Arme sind auf dem Boden abgelegt und das Kinn ist leicht zur Brust gezogen. Spannen Sie die Bauch- und die Gesäßmuskulatur an und drücken Sie den unteren Rücken auf den Boden.

Übungsdurchführung:
Heben Sie das Becken durch die Arbeit der Bauchmuskulatur gerade nach oben. Halten Sie kurz die Endposition, wobei Sie die Bauchmuskulatur mit maximaler Kraft anspannen und gleichmäßig atmen. Achten Sie darauf, dass Sie mit den Beinen weder nach vorne noch nach hinten ausweichen, und vermeiden Sie ein Hohlkreuz.
Auch wenn Sie das Becken noch nicht anheben können, aktivieren Sie die entsprechende Muskulatur mit maximaler Kraft. Nach einigen Wochen regelmäßigen Trainings wird es Ihnen möglich sein, die Übung entsprechend obiger Beschreibung auszuführen.

Variante:
Sie können die Übung auch mit nach oben gestreckten Beinen ausführen, wofür Sie das Band um die Fußsohlen legen. Stellen Sie sich dabei vor, dass Sie ein Gewicht mit den Fußsohlen gerade nach oben drücken.

A

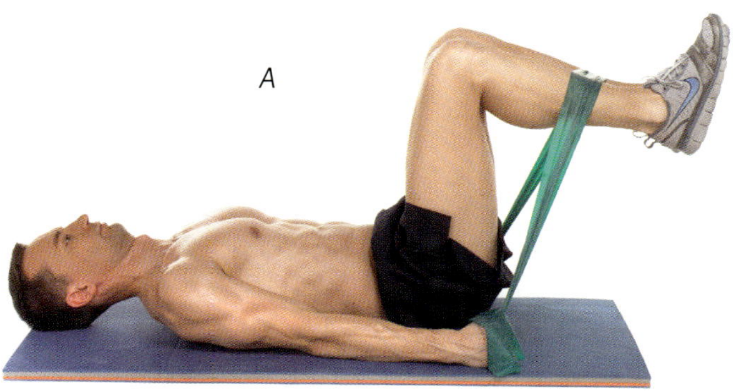

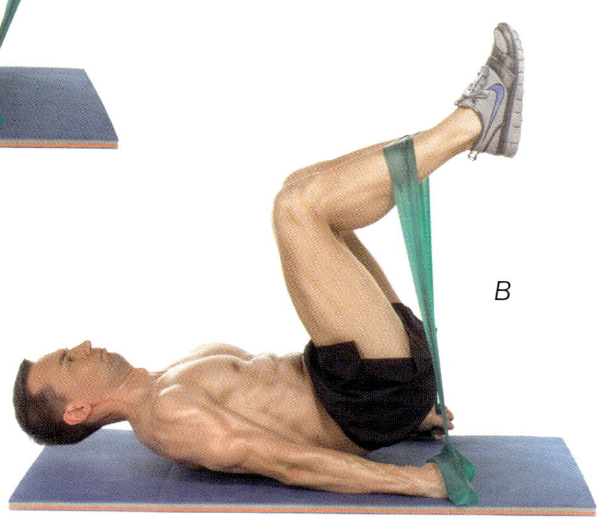

B

A–B: Die Ausgangs- und die Endposition.

K 31: Vorwärtsrollen im Kniesitz

Kräftigung:
★★ Rumpfmuskulatur, insbesondere vordere Bauchmuskulatur
★ Schultermuskulatur

Ausgangsposition:
Knien Sie sich hin und stützen Sie sich mit den Unterarmen oder den Händen auf einem Gymnastikball ab. Der Rücken ist gerade und die Schultern sind nach hinten unten gezogen. Spannen Sie die Bauch- und Gesäßmuskulatur an, um die Position zu stabilisieren.

Übungsdurchführung:
Rollen Sie den Ball nach vorne, bis Sie sich mit den Ellbogenknöcheln auf dem Ball abstützen können. Halten Sie die Endposition für etwa drei Sekunden, wobei Sie die Bauchmuskulatur mit maximaler Kraft anspannen und gleichmäßig atmen. Dann rollen Sie sich langsam in die Ausgangsposition zurück und wiederholen schließlich die Übung. Achten Sie darauf, dass der Rücken gerade bleibt und die Rumpfmuskulatur durchgehend in Spannung ist.

Variante:
Fortgeschrittene können sich weit nach vorne rollen.

A

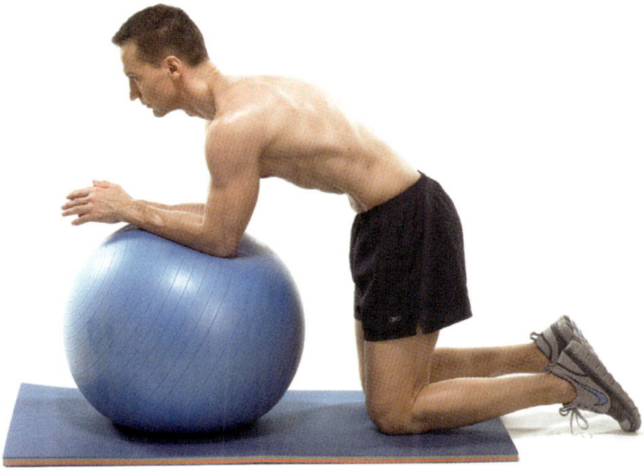

B

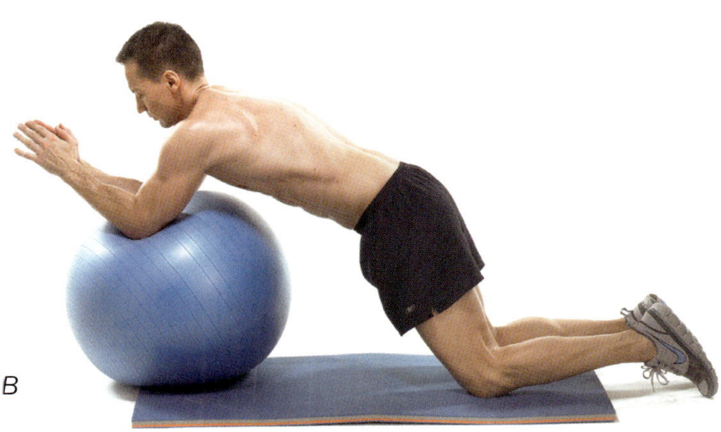

A–B: Die Ausgangs- und die Endposition.

K 32: Unterarmstütz

Kräftigung:
★★ Rumpfmuskulatur, insbesondere vordere Bauchmuskulatur
★ Schulter- und vordere Oberschenkelmuskulatur

Ausgangsposition:
Sie befinden sich in Bauchlage und positionieren die Füße auf einem Gymnastikball. Stützen Sie sich mit den Unterarmen so ab, dass sich die Ellbogen unter den Schultergelenken befinden. Spannen Sie die Bauch- und die Gesäßmuskulatur an, um die Position zu stabilisieren.

Übungsdurchführung:
Drücken Sie den Oberkörper nach oben, bis der Rücken gerade ist und die Beine gestreckt sind. Spannen Sie die Füße und die Ellbogen zueinander und konzentrieren Sie sich auf die Aktivität der Bauchmuskulatur. Die Endposition wird abhängig von Ihrem Leistungsniveau 20–60 Sekunden gehalten. Achten Sie dabei auf eine gleichmäßige Atmung und darauf, dass der Oberkörper nicht ins Hohlkreuz sinkt.
Die statische Ausführung über mehrere Sekunden entspricht der Ausführung eines Satzes bei den dynamischen Übungen.

Variante:
Einsteiger können den Ball in ein Wandeck legen, damit er nicht wegrutschen kann. Auch vereinfachen Sie die Übung, wenn Sie sich mit den Unterschenkeln statt mit den Zehen abstützen.
Fortgeschrittene heben abwechselnd ein Bein an und halten es kurz in der Endposition.
Alternativ können Sie die Unterarme auf dem Ball und die Füße auf den Boden platzieren, wodurch das Training der Schultermuskulatur intensiviert wird.

A

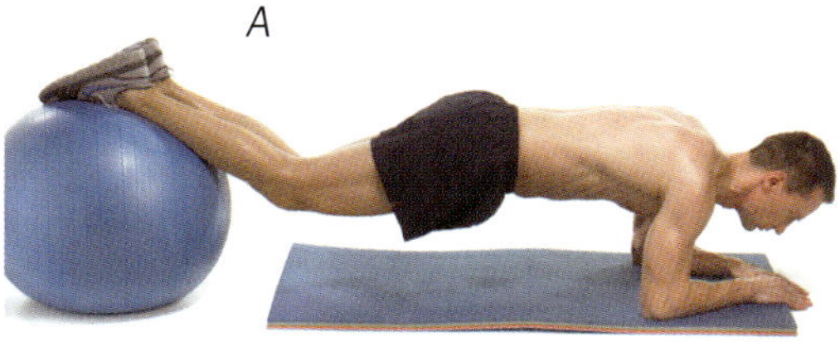

B

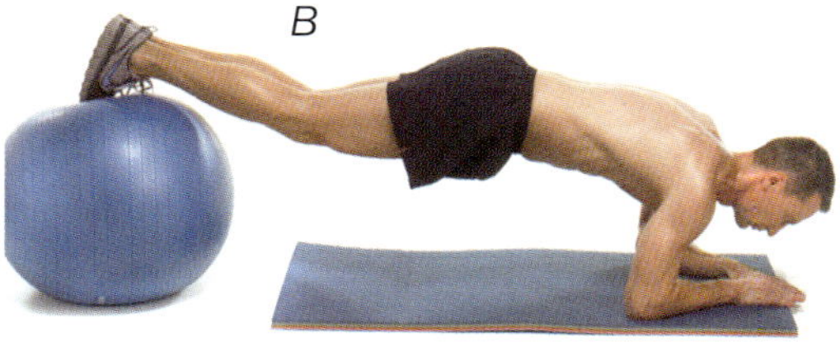

A–B: Die Ausgangs- und die Endposition.

C

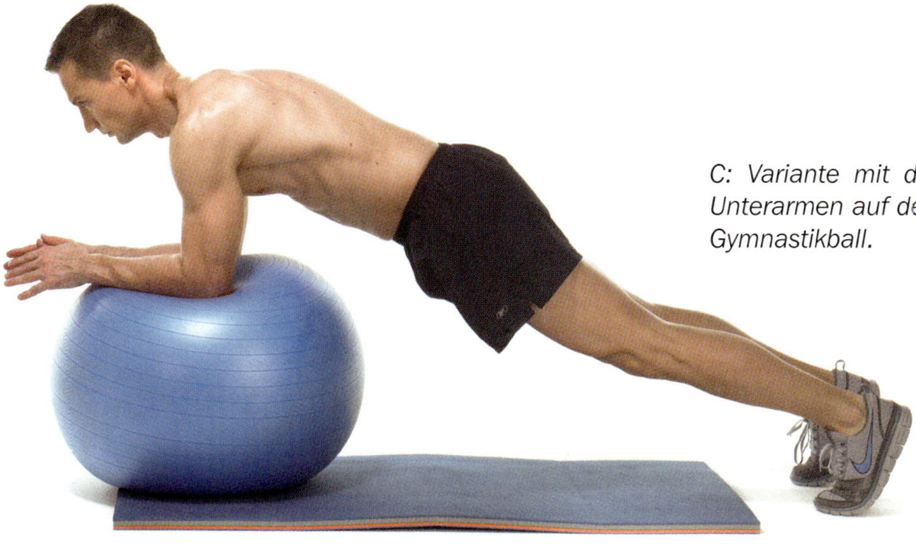

C: Variante mit den Unterarmen auf dem Gymnastikball.

K 33: Seitlicher Unterarmstütz

Kräftigung:
★★ Rumpfmuskulatur, insbesondere seitliche Bauchmuskulatur
★ Schulter- und äußere Oberschenkelmuskulatur

Ausgangsposition:
Sie befinden sich im Seitstütz und positionieren den unteren Arm auf einem Gymnastikball. Das untere Bein ist auf dem Boden abgelegt. Spannen Sie den Unterarm fest auf den Ball und aktivieren Sie die Bauch- und die Gesäßmuskulatur.

Übungsdurchführung:
Heben Sie das Becken und das untere Bein soweit an, bis der Körper gerade ist. Halten Sie kurz die Endposition und bewegen Sie dann das Becken nach unten, ohne es jedoch abzulegen. Anschließend wiederholen Sie die Übung. Vermeiden Sie Ausweichbewegungen mit dem Oberkörper und achten Sie auf eine gleichmäßige Atmung.

Variante:
Fortgeschrittene heben das obere Bein an und strecken den oberen Arm über den Kopf.
Vereinfachen können Sie die Übung, indem Sie den Ball in die Ecke einer Wand legen, so dass er nicht wegrollen kann.
Alternativ können Sie den unteren Fuß auf dem Ball positionieren und sich mit dem unteren Arm auf dem Boden abstützen, wodurch die Übung intensiviert wird.

A

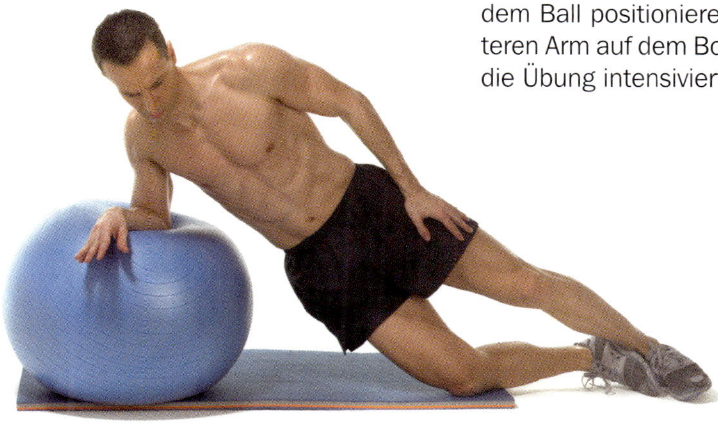

B

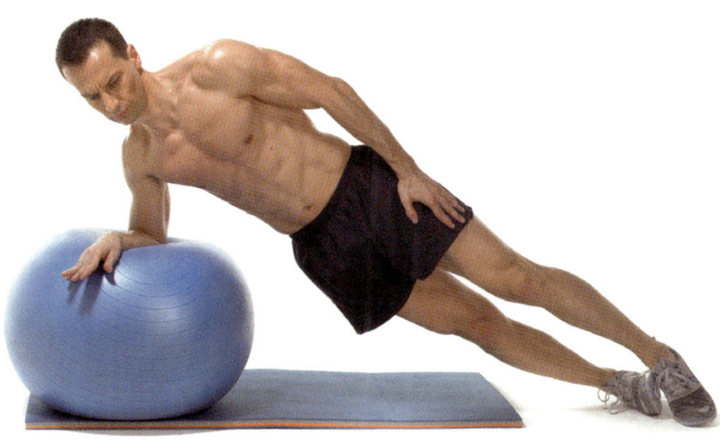

A–B: Die Ausgangs- und die Endposition.

K 34: Ball zur Seite rollen

Kräftigung:

★★ Rumpfmuskulatur, insbesondere seitliche Bauchmuskulatur

★ Schultermuskulatur

Ausgangsposition:
Sie knien sich hin und stützen sich mit einem Unterarm seitlich auf einen Gymnastikball. Halten Sie den Oberkörper gerade und spannen Sie die Bauch- und Gesäßmuskulatur an, um die Position zu stabilisieren.

Übungsdurchführung:
Rollen Sie langsam den Ball zur Seite und halten Sie kurz die Endposition, wobei Sie die seitliche Bauchmuskulatur mit maximaler Kraft anspannen und gleichmäßig atmen. Dann rollen Sie sich langsam in die Ausgangsposition zurück und wiederholen schließlich die Übung. Vermeiden Sie es, mit der Hüfte auszuweichen, und achten Sie darauf, dass der Oberkörper gerade bleibt und die Rumpfmuskulatur durchgehend in Spannung ist.

Variante:
Fortgeschrittene können sich bei der Übung weit zur Seite rollen.

A

B

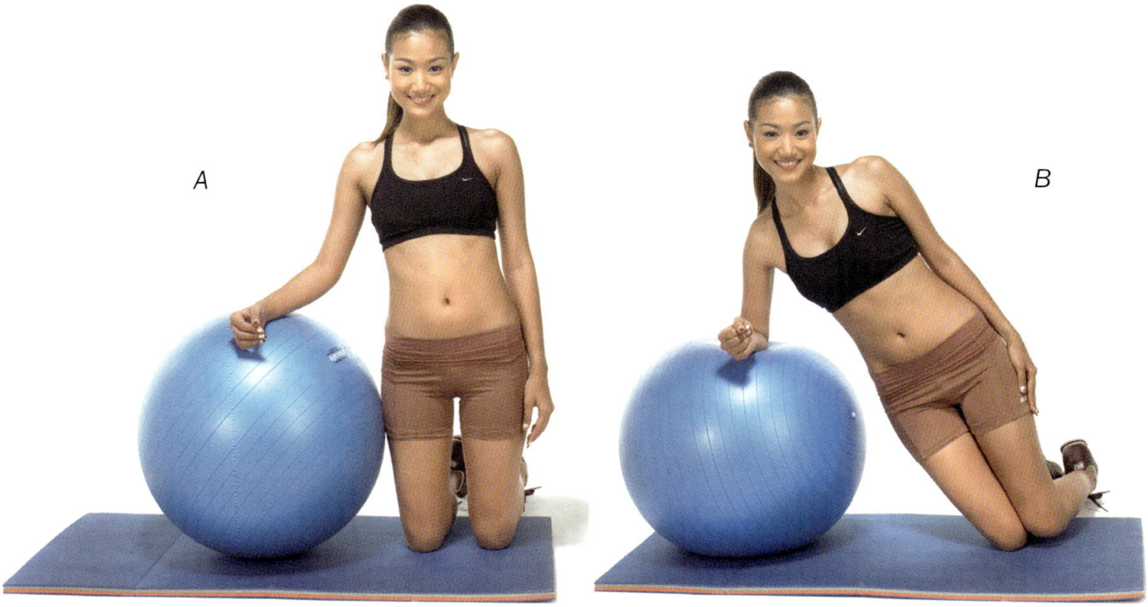

A–B: Die Ausgangs- und die Endposition.

K 35: Bein abspreizen auf Ball

Kräftigung:
★★ Rumpfmuskulatur, insbesondere seitliche Bauchmuskulatur, äußere Oberschenkelmuskulatur
★ Gesäßmuskulatur

Ausgangsposition:
Sie liegen seitlich auf einem Gymnastikball und stützen sich mit dem Arm auf dem Ball und mit dem Unterschenkel auf dem Boden ab. Der obere Fuß ist auf dem Boden abgelegt oder geringfügig angehoben. Spannen Sie die Bauch- und die Gesäßmuskulatur an, um die Position zu stabilisieren.

Übungsdurchführung:
Heben Sie das obere Bein weit an, wobei die Ferse lang gestreckt und der Fuß parallel zum Boden bleiben. Halten Sie kurz die Endposition, bevor Sie das Bein wieder langsam nach unten bewegen, ohne es jedoch abzulegen. Vermeiden Sie es, mit der Hüfte auszuweichen, und achten Sie auf eine gleichmäßige Bewegungsausführung.

Variante:
Sie können die Übung mit Fußgelenksgewichten intensivieren. Ebenso können Sie einen kleinen Ball auf die Außenseite des oberen Oberschenkels legen und mit der Hand auf diesen drücken, um Widerstand zu geben.
Alternativ können Sie sich mit dem unteren Unterarm auf dem Boden abstützen und das Abspreizen aus dieser Position üben.

A

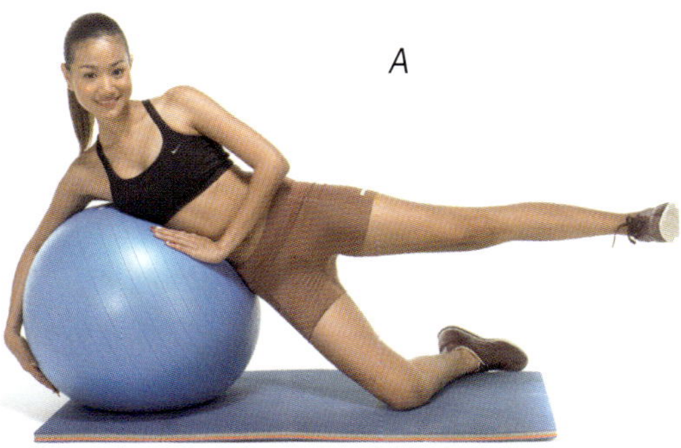

B

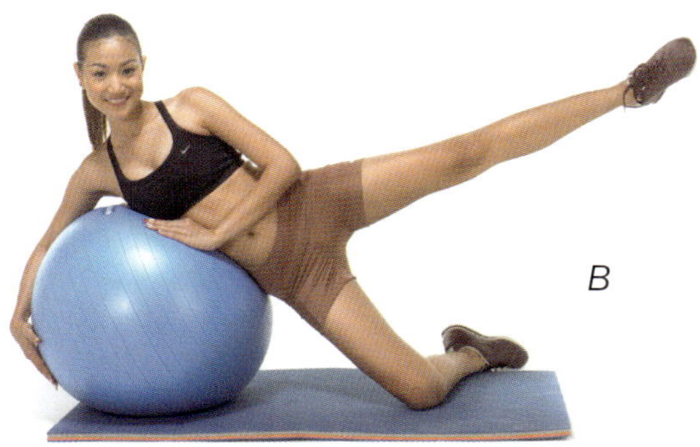

A–B: Die Ausgangs- und die Endposition.

C

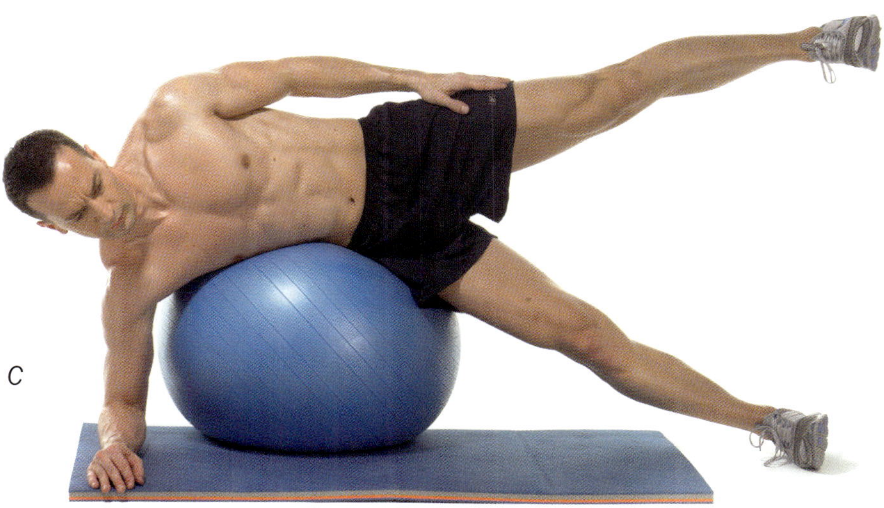

C: Die alternative Übungsdurchführung.

K 36: Oberkörper seitlich anheben

Kräftigung:
★★ Rumpfmuskulatur, insbesondere seitliche Bauchmuskulatur
★ äußere Oberschenkel- und Gesäßmuskulatur

A

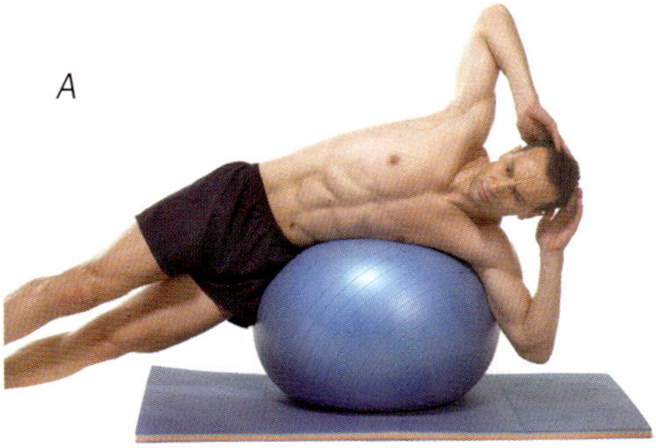

B

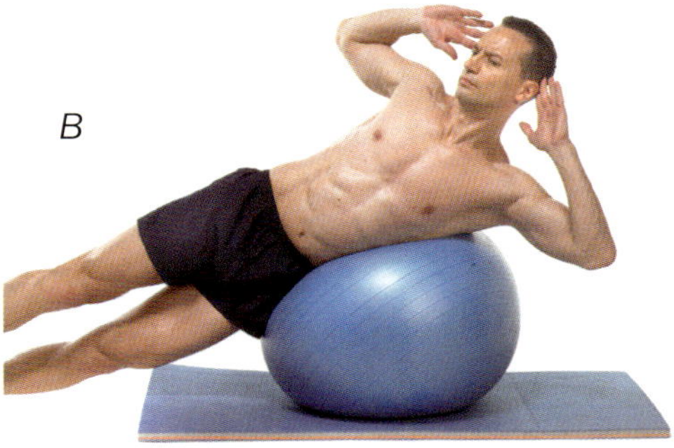

A–B: Die Ausgangs- und die Endposition.

Ausgangsposition:
Sie liegen seitlich auf einem Gymnastikball. Die Beine sind gestreckt, liegen übereinander und die Füße sind an einer Wand, an einem tiefen Gegenstand oder werden von einem Partner stabilisiert. Legen Sie die Hände an die Schläfen und spannen Sie die Bauch- und die Gesäßmuskulatur an.

Übungsdurchführung:
Heben Sie langsam den Oberkörper an, bis sich der Köper in gerader Linie befindet. Halten Sie die Endposition für etwa drei Sekunden, wobei Sie die Bauchmuskulatur mit maximaler Kraft anspannen und gleichmäßig atmen. Dann senken Sie den Oberkörper langsam und wiederholen schließlich die Übung. Achten Sie auf gleichmäßige Bewegungsausführung und darauf, dass Sie das Anheben mit der Kraft der Bauchmuskulatur und ohne Schwung ausführen.

Variante:
Zur Intensivierung der Übung positionieren Sie den Gymnastikball näher in Richtung der Füße. Auch können Sie einen Medizinball in der oberen Hand halten.
Weit Fortgeschrittene führen die Übung ohne eine Stabilisierung der Füße aus. Dazu müssen Sie die Füße auf den Boden drücken, damit sie nicht verrutschen.

C

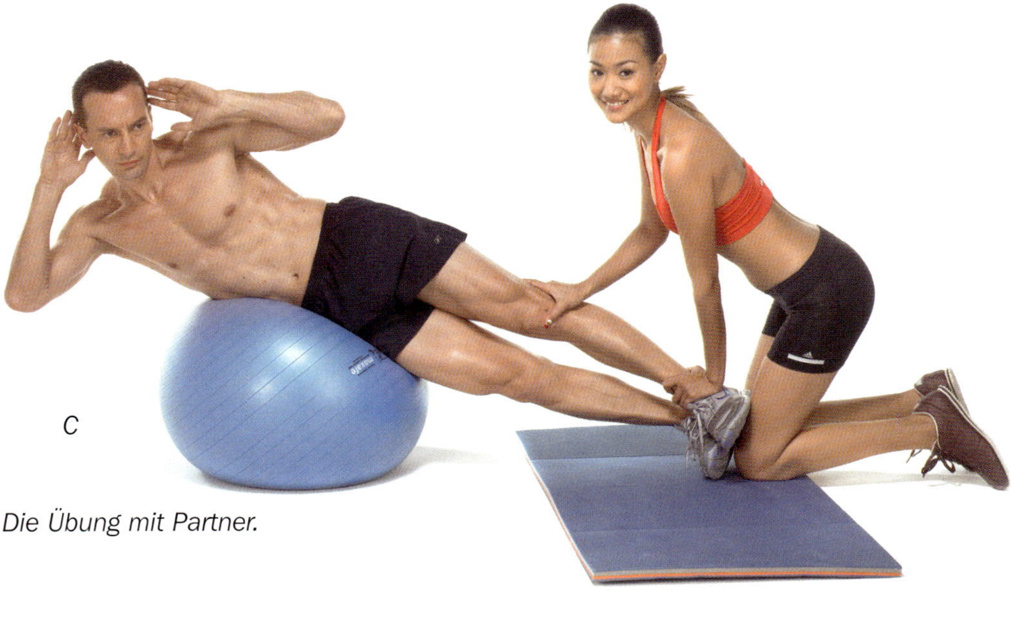

C: Die Übung mit Partner.

K 37: Rumpfdrehen

Kräftigung:
★★ Rumpfmuskulatur, insbesondere seitliche Bauchmuskulatur

Ausgangsposition:
Sie sitzen aufrecht auf einem Gymnastikball. Die Arme sind nach vorne gestreckt und in den Händen halten Sie die Enden eines Stretchbandes. Das Band ist in Rumpfhöhe befestigt und befindet sich in mittlerer Spannung. Die Schultern ziehen Sie nach hinten unten und die Handgelenke halten Sie gerade. Drücken Sie die Füße auf den Boden und spannen Sie die Bauch- und die Gesäßmuskulatur an, um die Position zu stabilisieren.

Übungsdurchführung:
Drehen Sie den Oberkörper zur Seite und ziehen Sie dabei das Band in einer gleichmäßigen Bewegung mit. Die gesamte Bewegung erfolgt aus der Rumpfmuskulatur, ohne Schwung zu holen. Halten Sie kurz die Endposition, bevor Sie sich in die Ausgangsposition zurückdrehen. Nachdem Sie die beabsichtige Wiederholungszahl zu dieser Seite ausgeführt haben, drehen Sie sich zur anderen Seite. Vermeiden Sie Ausweichbewegungen, wie das Bewegen des Unterkörpers.

Variante:
Weit Fortgeschrittene können einen Fuß etwas anheben, um das Training der Rumpfmuskulatur zu intensivieren.
Als Alternative können Sie den Zug seitlich nach oben oder nach unten ausführen.

A

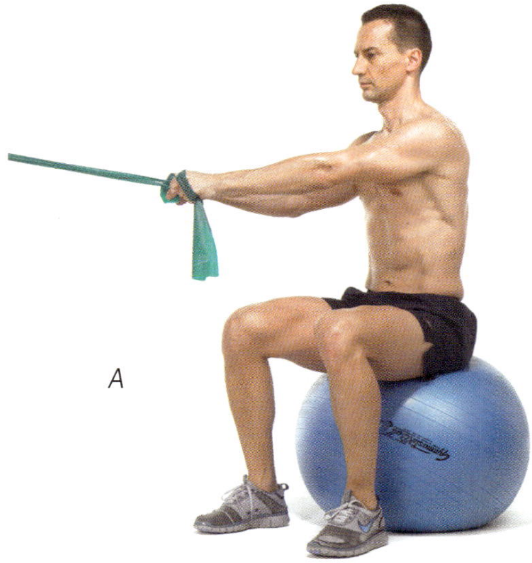

B

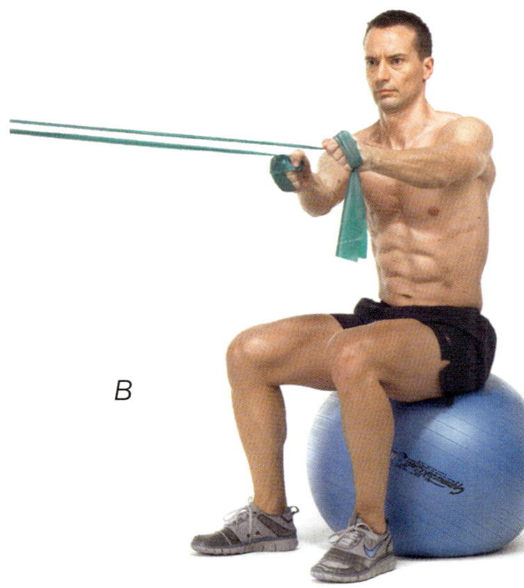

C

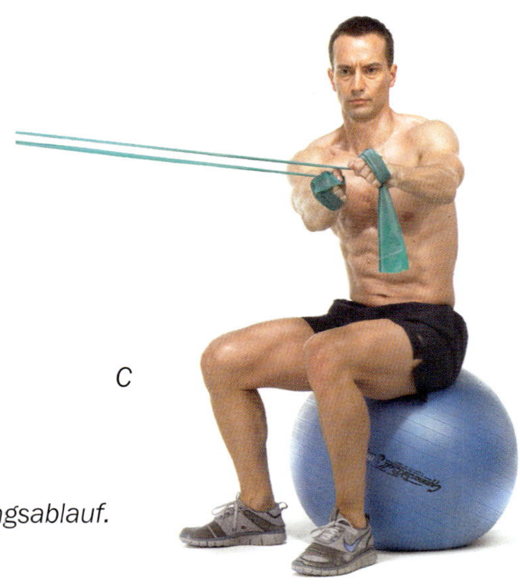

A–C: Der Bewegungsablauf.

K 38: Seitliches Drehen auf Ball

Kräftigung:
★★ Rumpfmuskulatur
★ Brust-, Schulter- und hintere Oberarmmuskulatur

Ausgangsposition:
Sie liegen mit dem Bauch auf einem Gymnastikball. Die Hände sind schulterbreit auseinander auf dem Boden abgestellt. Drücken sie die Hände auf den Boden und heben Sie die Beine an, bis der Körper gerade ist. Spannen Sie die Bauch- und die Gesäßmuskulatur an, um die Position zu stabilisieren.

Übungsdurchführung:
Drehen Sie den Körper seitlich nach oben, wobei Sie die obere Hand vom Boden abheben. Die gesamte Bewegung erfolgt aus der Rumpfmuskulatur. Halten Sie kurz die Endposition, bevor Sie sich wieder in die Ausgangsposition zurückdrehen. Nachdem Sie die beabsichtige Wiederholungszahl zu dieser Seite ausgeführt haben, drehen Sie sich zur anderen Seite. Vermeiden Sie unkontrollierte Bewegungen auf dem Ball und achten Sie auf eine gleichmäßige Bewegungsausführung.

Variante:
Einsteiger führen die Drehung ohne das Anheben der Hand aus.

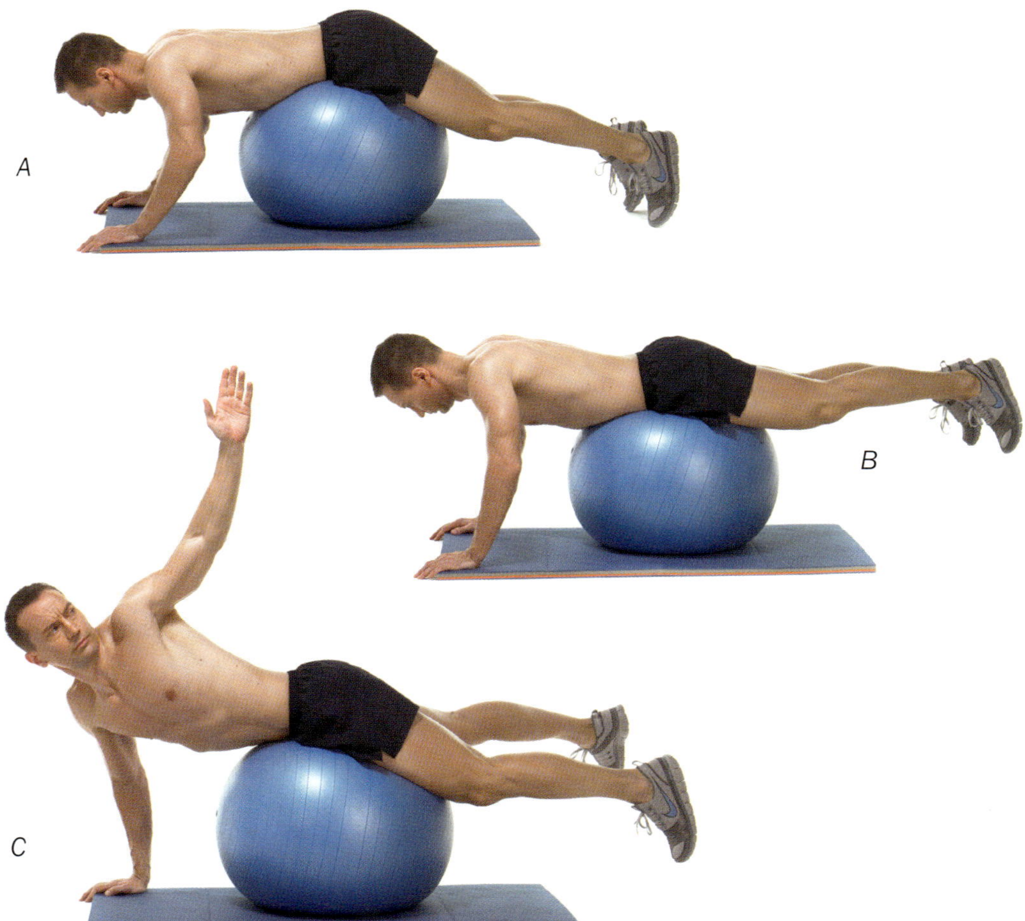

A–C: Der Bewegungsablauf.

K 39: Schritte im Unterarmstütz

Kräftigung:
★★ Rumpfmuskulatur, insbesondere vordere Bauchmuskulatur
★ Schultermuskulatur

Ausgangsposition:
Sie stützen sich mit den Unterarmen auf einem Gymnastikball ab. Halten Sie den Rücken gerade, heben Sie die Knie vom Boden ab und ziehen Sie die Schultern nach hinten und unten. Spannen Sie die Bauch- und Gesäßmuskulatur an, um die Position zu stabilisieren.

Übungsdurchführung:
Trippeln Sie schnell auf der Stelle, wobei Sie die Füße abwechselnd geringfügig vom Boden anheben. Die Schritte werden abhängig vom Leistungsniveau 20–60 Sekunden durchgeführt. Achten Sie auf eine gleichmäßige Atmung und darauf, dass der Körper vollständig stabilisiert ist, um Ausrutschen und Hohlkreuz zu vermeiden.

Variante:
Fortgeschrittene können sich weit nach vorne rollen.

A
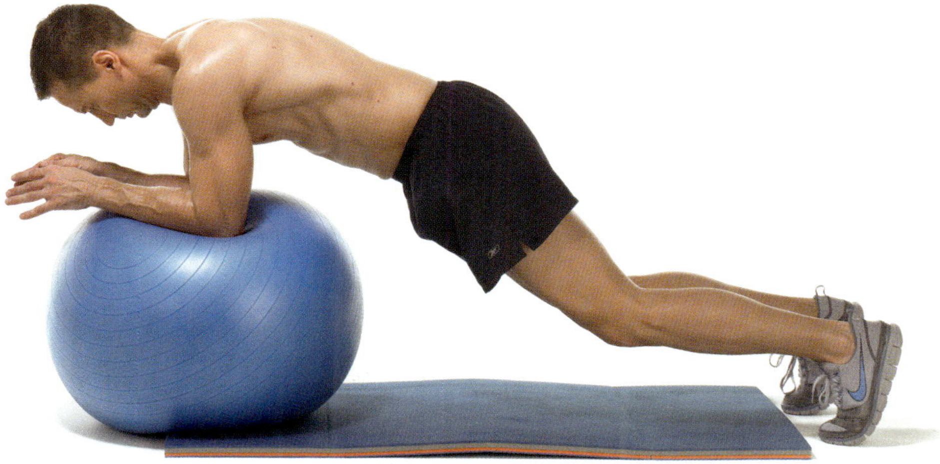

B
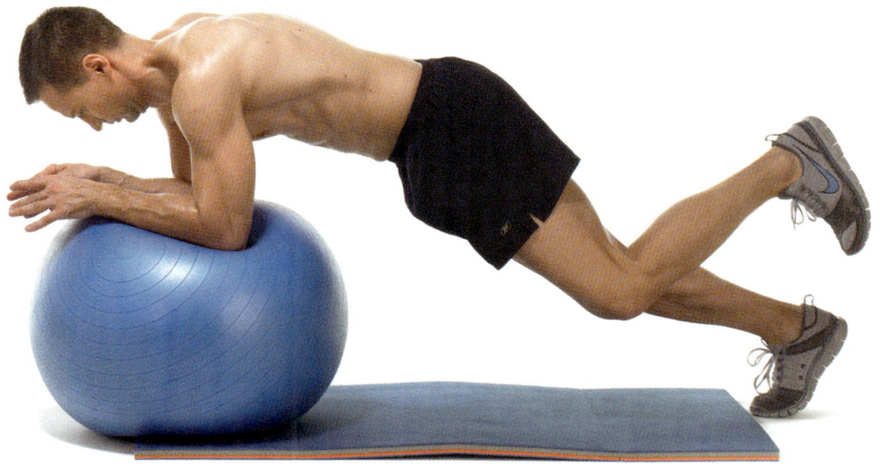

A–B: Die Ausgangs- und die Endposition.

K 40: Kniestand auf Ball

Kräftigung:

★★ Rumpfmuskulatur, insbesondere vordere Bauchmuskulatur

★ Brust-, Schulter-, hintere Oberarm- und vordere Oberschenkelmuskulatur

Ausgangsposition:

Sie liegen mit dem Bauch auf einem Gymnastikball. Die Hände sind schulterbreit auseinander und die Füße sind auf dem Boden abgestellt. Drücken Sie die Hände auf den Boden und spannen Sie die Bauch- und die Gesäßmuskulatur an.

Übungsdurchführung:

Rollen Sie sich langsam vor, bis Sie sich mit den Knien auf dem Ball befinden. Balancieren Sie diese Position aus und halten Sie sie abhängig vom Leistungsniveau 20–60 Sekunden. Achten Sie dabei auf eine gleichmäßige Atmung, und darauf, dass der Körper vollständig stabilisiert ist.

Die statische Ausführung über mehrere Sekunden entspricht der Ausführung eines Satzes bei den dynamischen Übungen.

Variante:

Fortgeschrittene heben einen Arm oder ein Bein vom Boden ab. Auch können Fortgeschrittene in der Endposition den Ball geringfügig vor und zurück rollen, um die Muskelaktivität zu erhöhen.

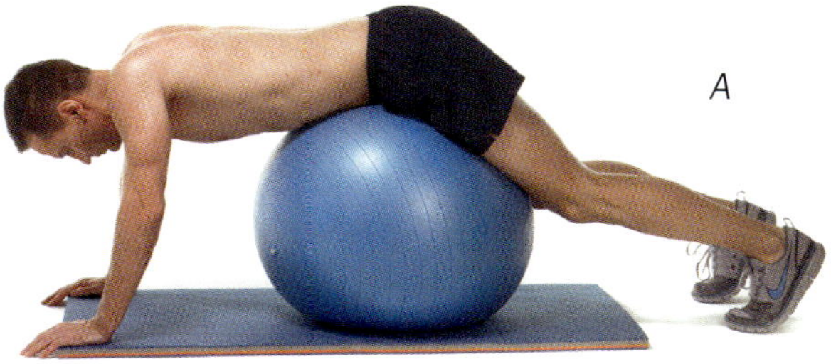

A

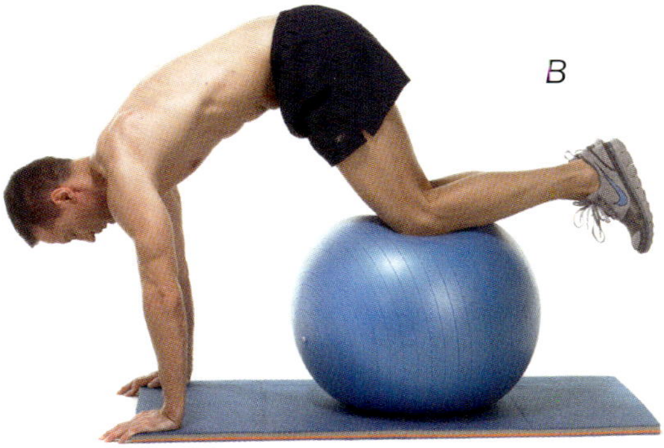

B

A–B: Die Ausgangs- und die Endposition.

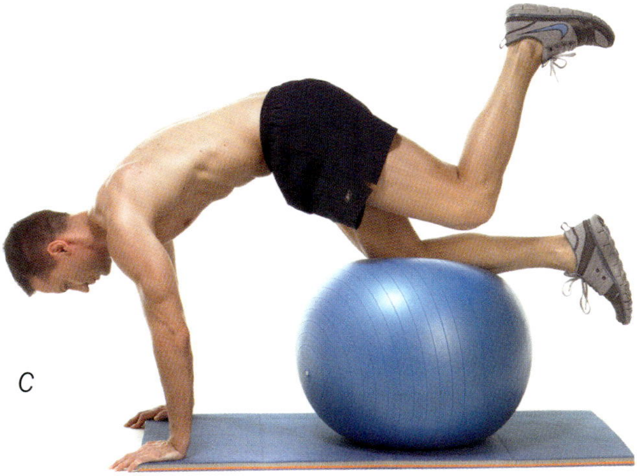

C

C: Die Endposition für Fortgeschrittene.

K 41: Bauchroller

Kräftigung:

★★ Rumpfmuskulatur, insbesondere vordere Bauchmuskulatur

★ Brust-, Schulter-, hintere Oberarm- und vordere Oberschenkelmuskulatur

Ausgangsposition:
Sie befinden sich in der Liegestützposition, wobei die Zehen oder die Unterschenkel auf einem Gymnastikball positioniert sind. Stützen Sie sich mit den Händen so ab, dass sich die Ellbogen unter den Schultergelenken befinden. Halten Sie den Rücken gerade und spannen Sie die Bauch- und die Gesäßmuskulatur an.

Übungsdurchführung:
Ziehen Sie die Knie zur Brust und rollen Sie dadurch den Gymnastikball nach vorne. Das Gesäß bewegt sich dabei etwas nach oben. Halten Sie kurz die Position, bevor Sie den Ball langsam in die Ausgangsposition zurückrollen. Achten Sie darauf, dass der Rücken gerade oder leicht nach oben gewölbt bleibt.

Variante:
Fortgeschrittene führen die Übung mit gestreckten Beinen aus, wobei sich das Gesäß hoch nach oben bewegt.
Sie können den Ball abwechselnd nach links und rechts vorne rollen, um die Aktivität der seitlichen Bauchmuskulatur zu erhöhen.

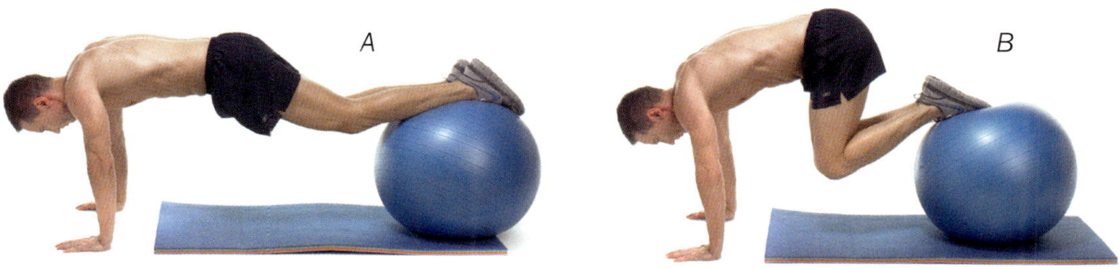

A–B: Die Ausgangs- und die Endposition.

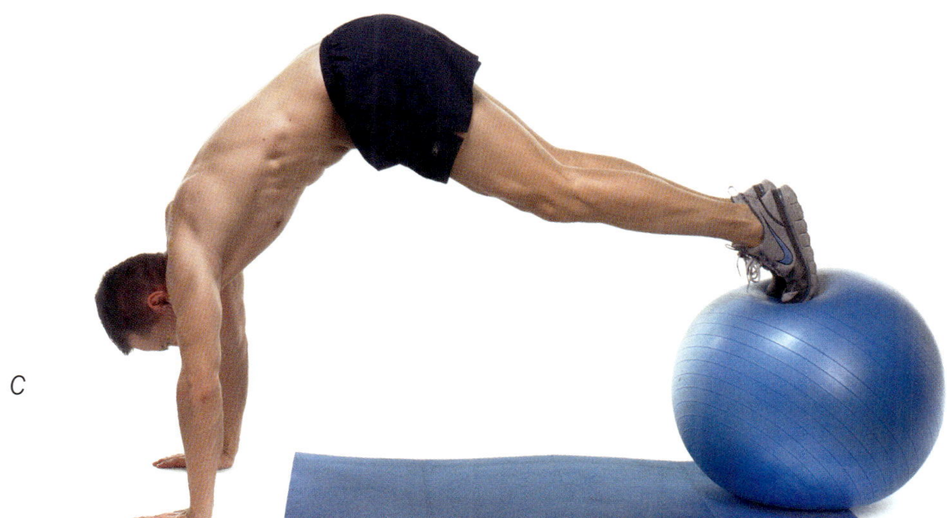

C: Die Ausführung mit gestreckten Beinen.

K 42: Beine anziehen und Liegestütz

Kräftigung:
★★ Brust-, hintere Oberarm- und Rumpfmuskulatur
★ Schulter- und vordere Oberschenkelmuskulatur

Ausgangsposition:
Sie befinden sich in der Liegestützposition, wobei die Zehen oder die Unterschenkel auf einem Gymnastikball positioniert sind. Stützen Sie sich mit den Händen so ab, dass sich die Ellbogen unter den Schultergelenken befinden. Halten Sie den Rücken gerade und spannen Sie die Bauch- und die Gesäßmuskulatur an.

Übungsdurchführung:
Ziehen Sie die gestreckten Beine zur Brust und rollen Sie dadurch den Gymnastikball nach vorne. Das Gesäß bewegt sich dabei nach oben. Halten Sie kurz die Position, bevor Sie den Ball langsam in die Ausgangsposition zurückrollen und schließlich einen Liegestütz ausführen. Anschließend wiederholen Sie die Übung. Achten Sie darauf, dass Sie das Anziehen der Beine und den Liegestütz als gleichmäßige Bewegung ausführen und dass der Rücken gerade oder leicht nach oben gewölbt ist.

A

B

C

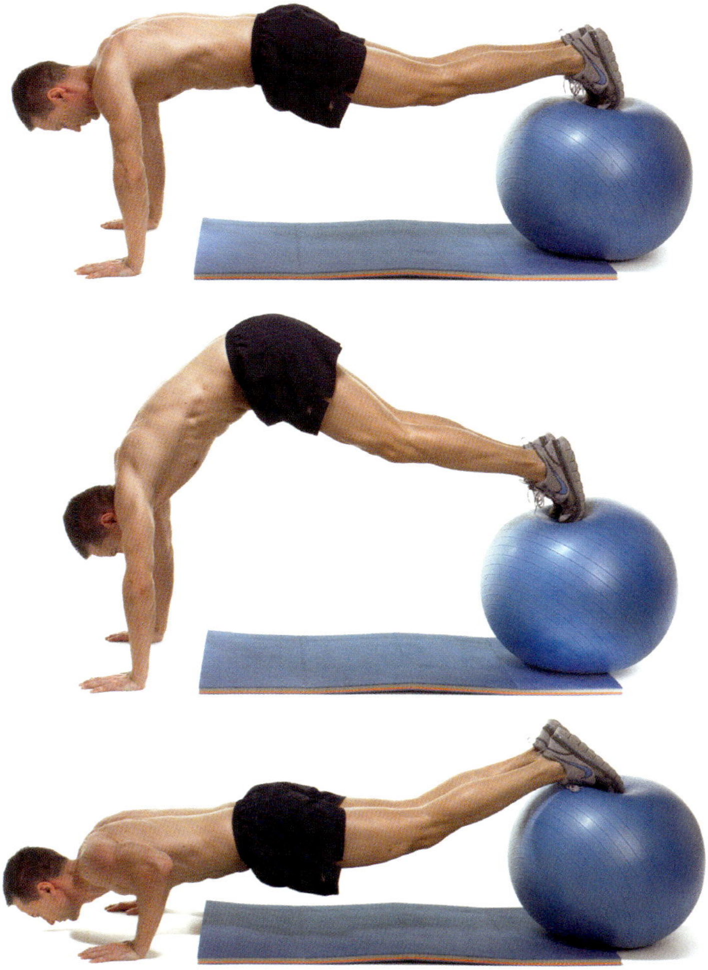

A–C: Der Bewegungsablauf.

Variante:
Sie vereinfachen die Übung, indem Sie die Knie statt der gestreckten Beine anziehen.

K 43: Rückwärtiger Unterarmstütz

Kräftigung:
★★ Rumpf- und hintere Oberschenkelmuskulatur
★ Schulter- und Gesäßmuskulatur

Ausgangsposition:
Sie liegen auf dem Rücken und haben die Fersen auf einem Gymnastikball positioniert. Die Unterarme sind so abgestellt, dass sich die Ellbogen unter den Schultergelenken befinden. Spannen Sie die Bauch- und die Gesäßmuskulatur an, um die Position zu stabilisieren.

Übungsdurchführung:
Drücken Sie den Oberkörper nach oben, bis der Rücken gerade ist und die Beine gestreckt sind. Die Endposition halten Sie abhängig von Ihrem Leistungsniveau zwischen 20–60 Sekunden. Achten Sie dabei auf eine gleichmäßige Atmung und darauf, dass die Rumpfmuskulatur durchgehend in Spannung ist.
Die statische Ausführung über mehrere Sekunden entspricht der Ausführung eines Satzes bei den dynamischen Übungen.

Variante:
Fortgeschrittene heben abwechselnd ein Bein an und halten es kurz in der Endposition.
Einsteiger können den Gymnastikball in die Ecke einer Wand legen, damit er nicht wegrutschen kann.

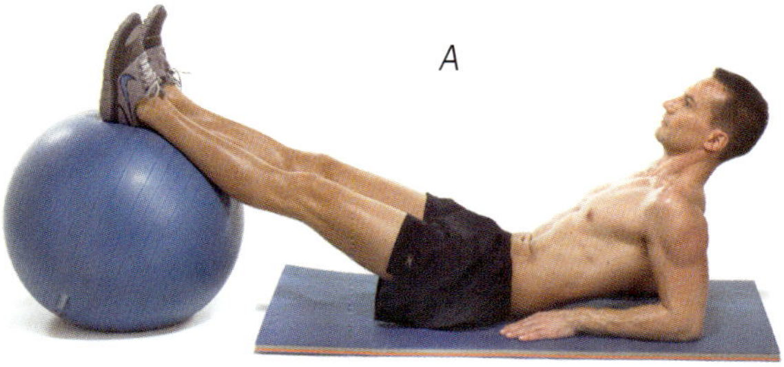

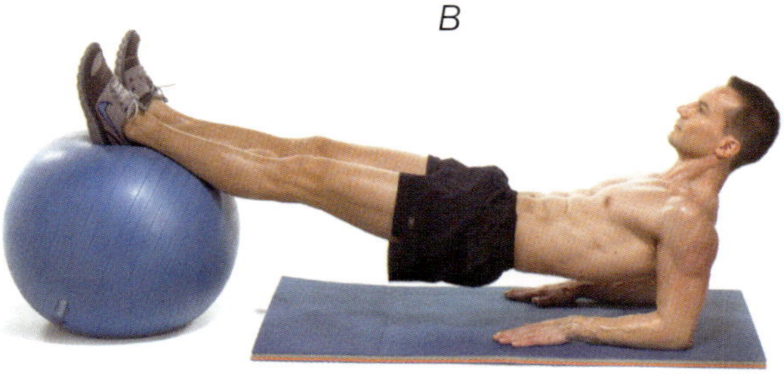

A–B: Die Ausgangs- und die Endposition.

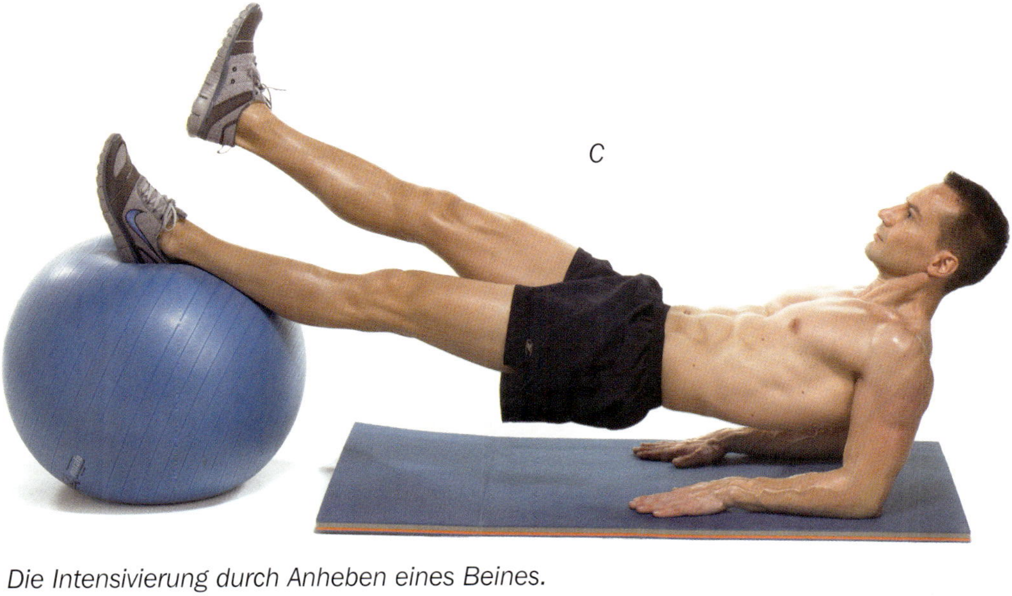

C: Die Intensivierung durch Anheben eines Beines.

K 44: Rückenlage ausbalancieren

Kräftigung:
★★ Rumpfmuskulatur
★ Oberschenkel- und Gesäßmuskulatur

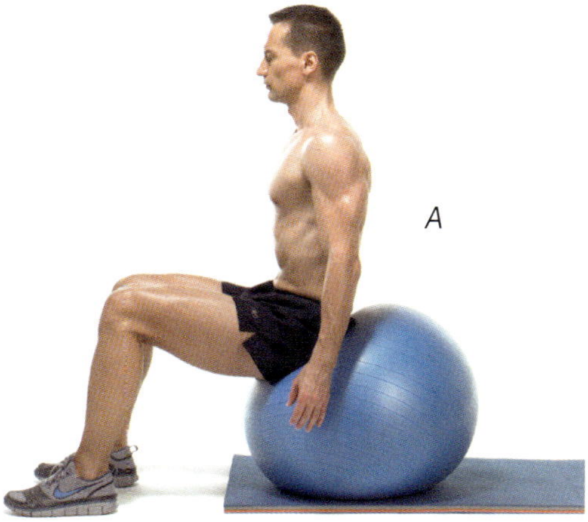

A

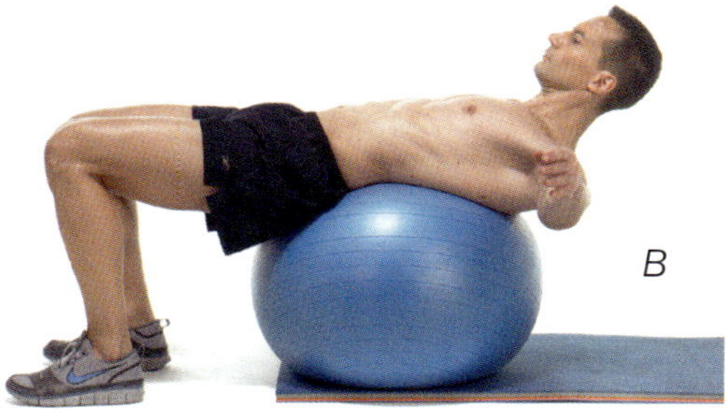

B

Ausgangsposition:
Sie sitzen aufrecht auf einem Gymnastikball. Machen Sie kleine Schritte nach vorne, bis Sie sich in Rückenlage auf dem Ball befinden. Der Körper ist gerade, die Füße sind aufgestellt und die Arme sind angehoben. Drücken Sie die Füße auf den Boden und spannen Sie die Bauch- und die Gesäßmuskulatur an, um die Position zu stabilisieren.

Übungsdurchführung:
Strecken Sie ein Bein und heben Sie es vom Boden ab. Das Bein bewegen Sie nach oben, unten, links und rechts über eine Zeitspanne von 10–30 Sekunden, die abhängig vom Leistungsniveau ist. Anschließend wird die Übung mit dem anderen Bein wiederholt. Achten Sie auf kontrollierte Bewegungen, und darauf, dass Sie den Kopf nicht nach hinten überstrecken.
Die Ausführungen mit dem rechten und linken Bein über insgesamt 20–60 Sekunden entsprechen der Ausführung eines Satzes bei den dynamischen Übungen.

Variante:
Fortgeschrittene rollen den Ball weit in Richtung Gesäß.

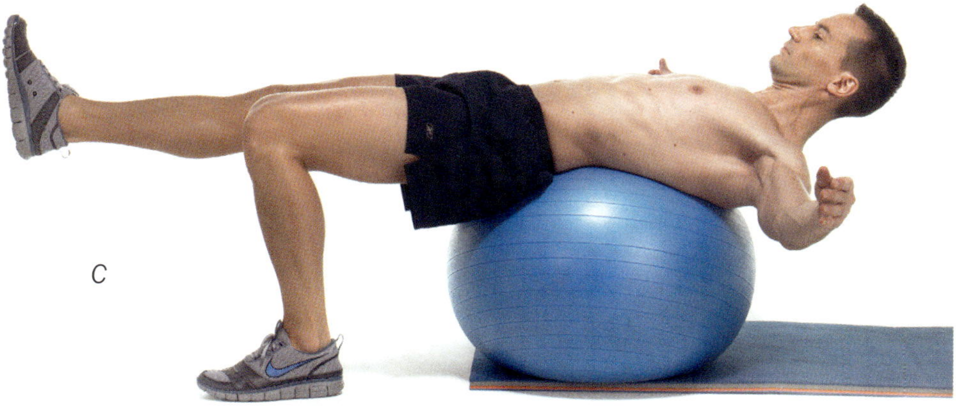

C

A–C: Der Bewegungsablauf.

K 45: Arm und Bein anheben

Kräftigung:

★★ Rumpfmuskulatur, insbesondere untere Rückenmuskulatur

★ Nacken-, hintere Schulter-, hintere Oberschenkel- und Gesäßmuskulatur

Ausgangsposition:
Sie liegen auf dem Bauch auf einem Gymnastikball. Die Hände und die Füße sind abgestellt und der Kopf hängt locker nach unten. Spannen Sie die Bauch- und die Gesäßmuskulatur an.

Übungsdurchführung:
Heben Sie gleichzeitig den Kopf, den rechten Arm und das linke Bein an. Die Stirn bleibt parallel zum Boden. Halten Sie die Endposition abhängig von Ihrem Leistungsniveau 20–60 Sekunden. Anschließend führen Sie die Übung mit dem linken Arm und dem rechten Bein aus. Achten Sie auf gleichmäßige Atmung und darauf, dass die Bauchmuskulatur durchgehend in Spannung ist.
Das Ausführen der beiden Positionen entspricht der Durchführung eines Satzes bei den dynamischen Übungen.

Variante:
Fortgeschrittene stützen sich nur mit einer Hand oder einem Fuß ab. Weit Fortgeschrittene können die Übung ohne Abstützen ausführen.

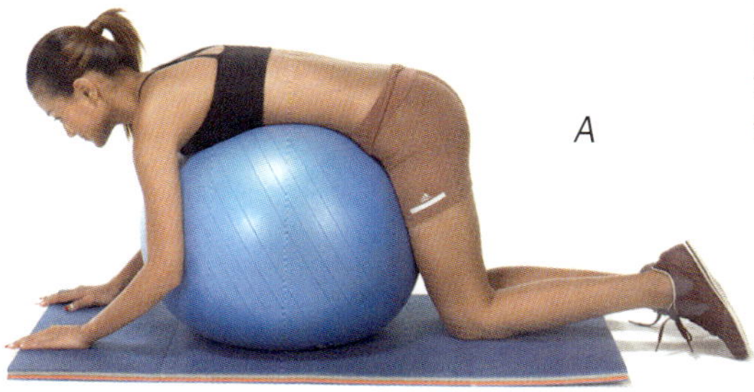

A

A–B: Die Ausgangs- und die Endposition.

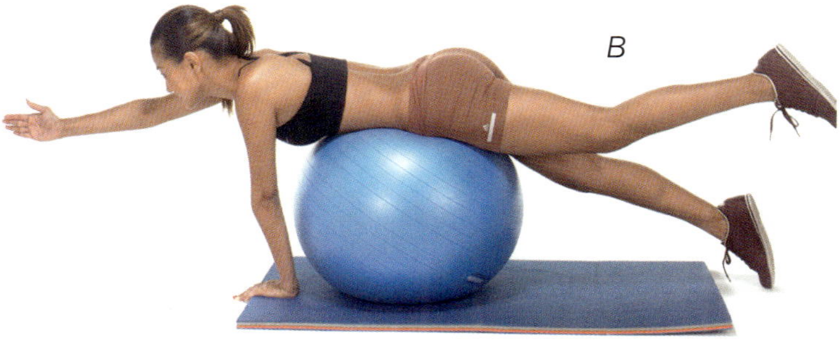

B

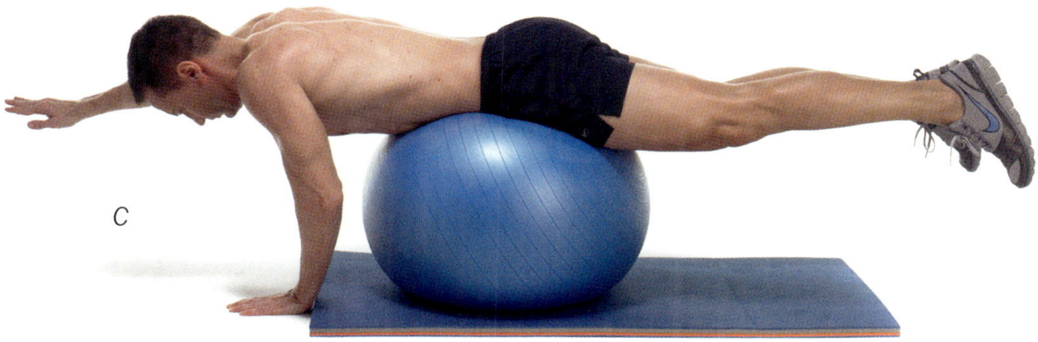

C

C: Die Endposition für Fortgeschrittene.

K 46: In Bauchlage Oberkörper aufrichten

Kräftigung:

★★ Rumpfmuskulatur, insbesondere untere Rückenmuskulatur

★ Nacken-, hintere Schulter- und hintere Oberschenkelmuskulatur

Ausgangsposition:

Sie liegen auf dem Bauch auf einem Gymnastikball. Die Hände sind an die Schläfen gelegt und die Füße sind mit den Zehen auf dem Boden aufgestellt. Drücken Sie die Zehen auf den Boden und spannen Sie die Bauch- und die Gesäßmuskulatur an, um die Position zu stabilisieren.

Übungsdurchführung:

Heben Sie langsam den Oberkörper an, bis sich der Körper in gerader Linie befindet. Halten Sie kurz die Endposition, wobei Sie die Bauchmuskulatur mit maximaler Kraft anspannen und gleichmäßig atmen. Dann senken Sie den Oberkörper langsam wieder und wiederholen schließlich die Übung. Achten Sie auf gleichmäßige Bewegungsausführung und darauf, dass Sie das Anheben mit der Kraft der Rumpfmuskulatur und ohne Schwung ausführen.

Variante:

Zur Intensivierung positionieren Sie den Gymnastikball näher in Richtung der Füße. Auch können Sie Kurzhanteln einsetzen, wozu die Arme u-förmig gehalten werden.

Sie können die Füße unter einem Gegenstand fixieren oder von einem Partner festhalten lassen, damit Sie die Übung mit großem Bewegungsspielraum ausführen können.

A

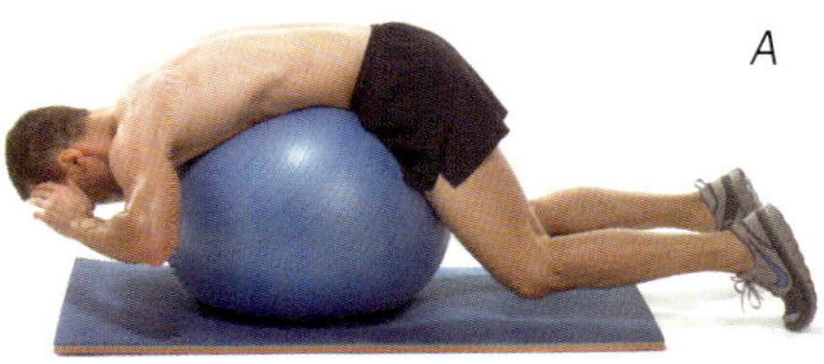

B

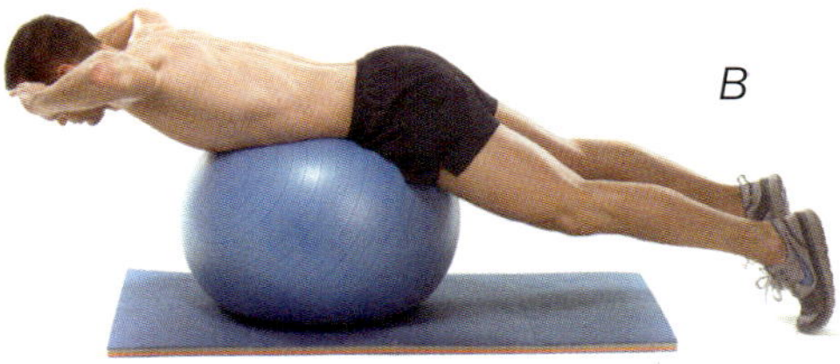

A–B: Die Ausgangs- und die Endposition.

C

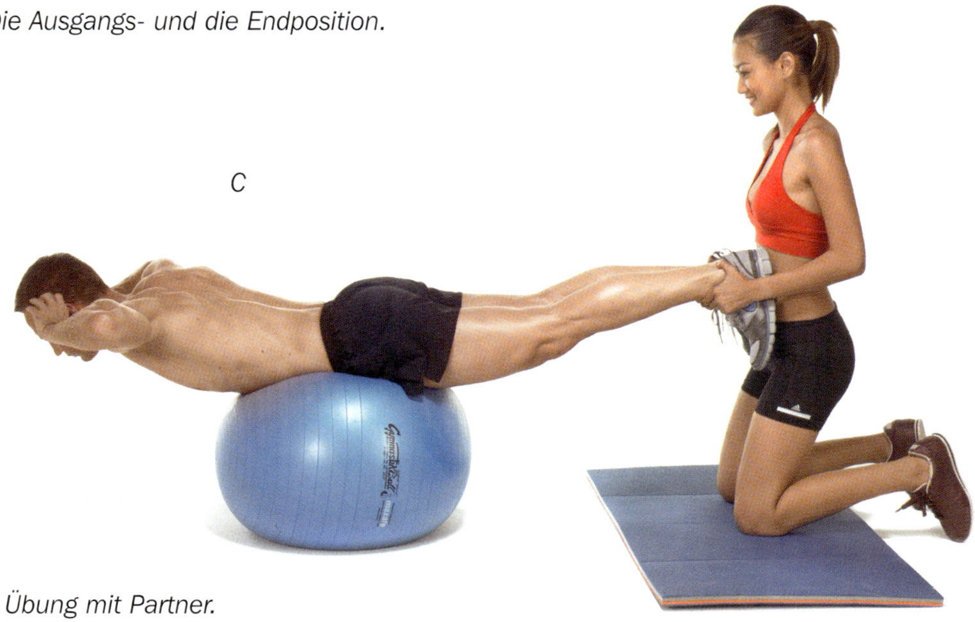

C: Die Übung mit Partner.

K 47: Wippe

Kräftigung:

★★ Rumpfmuskulatur, insbesondere untere Rückenmuskulatur

★ Nacken-, hintere Schulter-, hintere Oberschenkel- und Gesäßmuskulatur

Ausgangsposition:
Sie liegen auf dem Bauch auf einem Gymnastikball. Sie haben die Hände und die Füße auf dem Boden positioniert und halten den Kopf gerade. Drücken Sie die Fingerspitzen auf den Boden und spannen Sie die Bauch- und die Gesäßmuskulatur an, um die Position zu stabilisieren.

Übungsdurchführung:
Heben Sie die Beine weit nach oben und halten Sie kurz die Position. Dann bewegen Sie die Beine wieder nach unten, ohne jedoch die Füße abzustellen, und wiederholen schließlich die Übung. Vermeiden Sie unkontrollierte Bewegungen auf dem Ball und achten Sie auf eine gleichmäßige Übungsausführung.

Variante:
Fortgeschrittene stützen sich mit den Fingerspitzen ab oder heben eine Hand vom Boden ab. Weit Fortgeschrittene können die Übung ohne Abstützen ausführen.

A

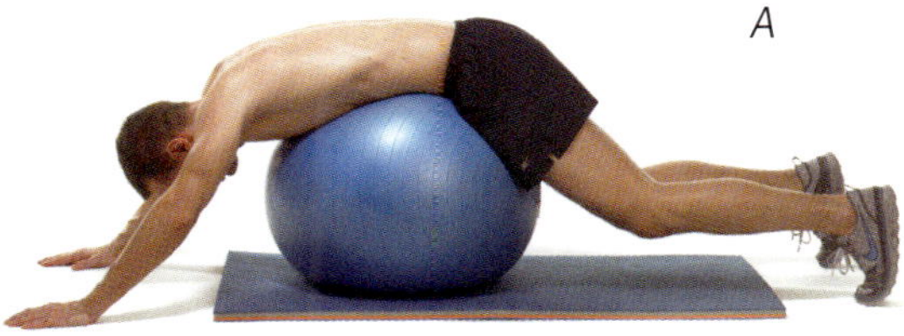

B

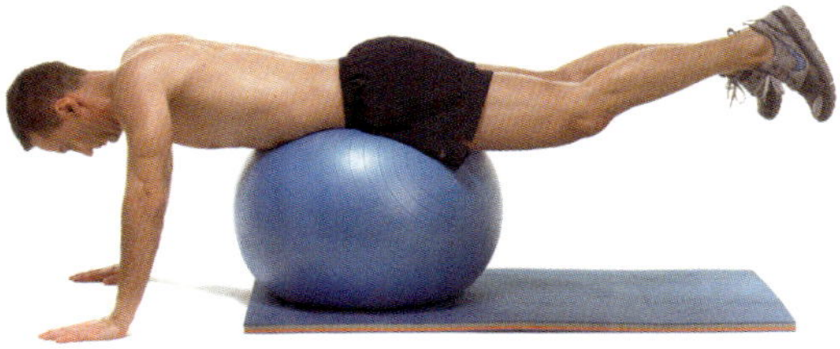

A–B: Die Ausgangs- und die Endposition.

C

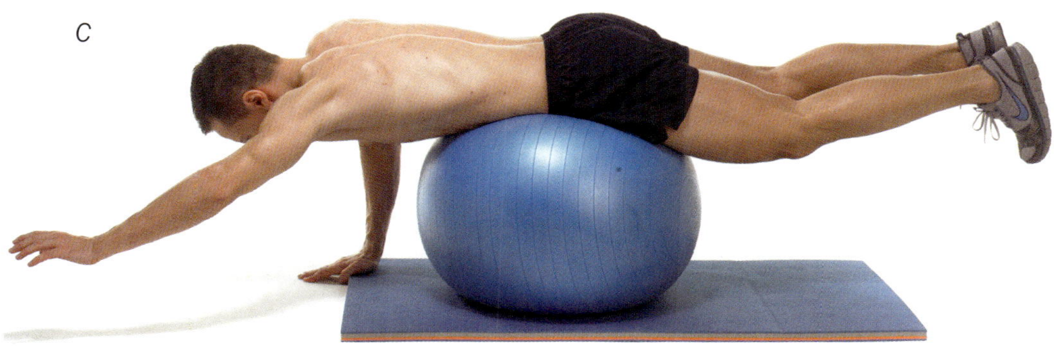

C: Die Endposition für Fortgeschrittene.

K 48: Oberkörper vorbeugen

Kräftigung:

★★ untere Rückenmuskulatur

★ Nacken-, hintere Schulter-, obere Rücken-, hintere Oberschenkel- und Gesäßmuskulatur

Ausgangsposition:
Sie stehen aufrecht mit nach vorne gestreckten Armen und halten einen Gymnastikball in den Händen. Die Beine sind leicht gebeugt und stehen schulterbreit auseinander. Spannen Sie die Bauch- und die Gesäßmuskulatur an, um die Position zu stabilisieren.

Übungsdurchführung:
Verlagern Sie langsam den Oberkörper nach vorne, wobei Sie das Gesäß nach hinten schieben und die Arme gestreckt halten. Bleiben Sie kurz in der Position, bevor Sie sich in die Ausgangsposition zurückbewegen, und schließlich die Übung wiederholen. Achten Sie auf eine gleichmäßige Bewegungsausführung und darauf, dass Sie den Rücken gerade und die Bauchmuskulatur angespannt halten.

Variante:
Fortgeschrittene strecken in der Ausgangsposition die Arme nach oben, um die Übung mit größerem Bewegungsradius auszuführen. Alternativ können Sie die Übung mit Kurzhanteln ausführen.

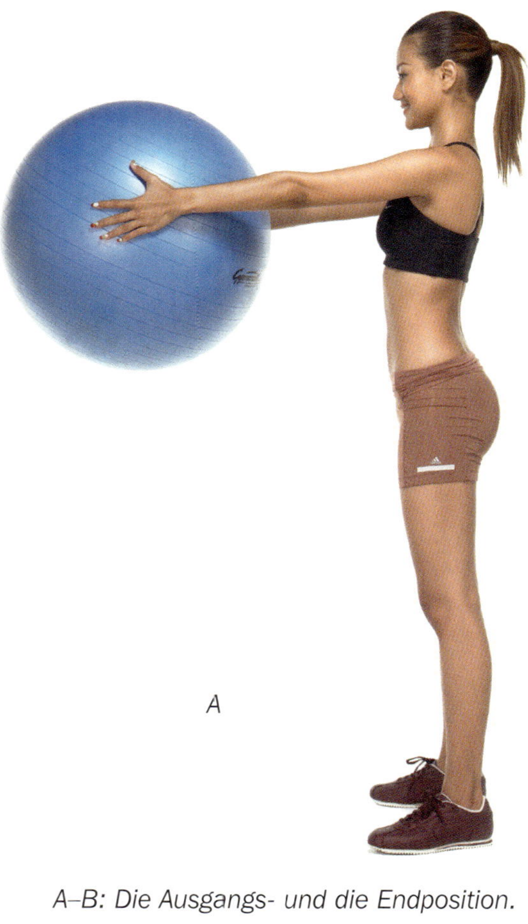

A

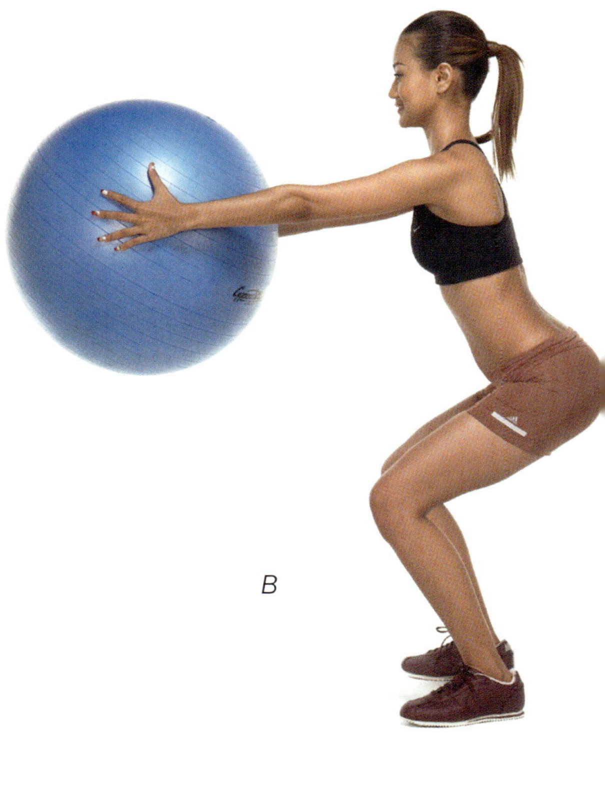

B

A–B: Die Ausgangs- und die Endposition.

K 49: Rumpf seitlich drehen

Kräftigung:
★★ Rumpfmuskulatur
★ Nacken-, hintere Schulter-, obere Rücken-, hintere Oberschenkel- und Gesäßmuskulatur

Ausgangsposition:
Sie stehen aufrecht mit nach vorne gestreckten Armen und halten einen Gymnastikball in den Händen. Die Beine sind leicht gebeugt und stehen schulterbreit auseinander und die Bauch- und die Gesäßmuskulatur sind angespannt. Verlagern Sie den Oberkörper bis zur Waagrechten nach vorne, wobei Sie das Gesäß nach hinten schieben und die Arme gestreckt halten. Drücken Sie die Füße fest auf den Boden und halten Sie weiterhin die Bauch- und die Gesäßmuskulatur in Spannung, um die Position zu stabilisieren.

Übungsdurchführung:
Drehen Sie den Oberkörper in einer langsamen Bewegung nach links und nach rechts und halten Sie beide Endpositionen kurz. Dann bewegen Sie sich wieder in die Ausgangsposition zurück und wiederholen schließlich die Übung. Achten Sie darauf, dass die stabilisierende Muskulatur durchgehend in Spannung ist, sowie darauf, dass der Rücken gerade bleibt.

Variante:
Einsteiger müssen die Übung „K 48: Oberkörper vorbeugen" fehlerfrei ausführen, bevor sie das seitliche Rumpfdrehen in das Training einfügen können. Zuerst wird die Übung ohne Zusatzgewicht erlernt, um Verletzungen zu vermeiden. Die Hände werden dabei gestreckt nach vorne gehalten.

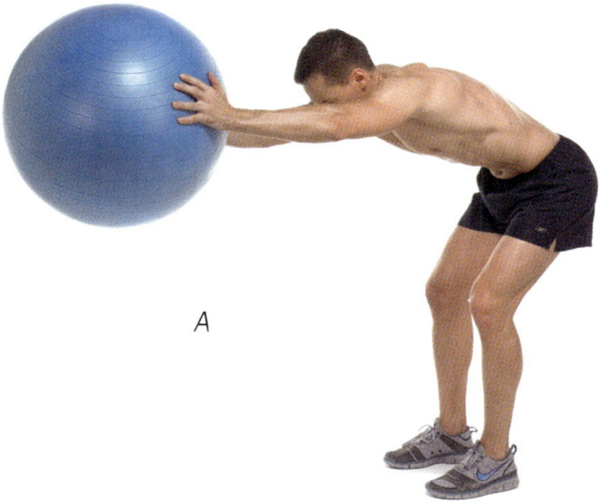

A

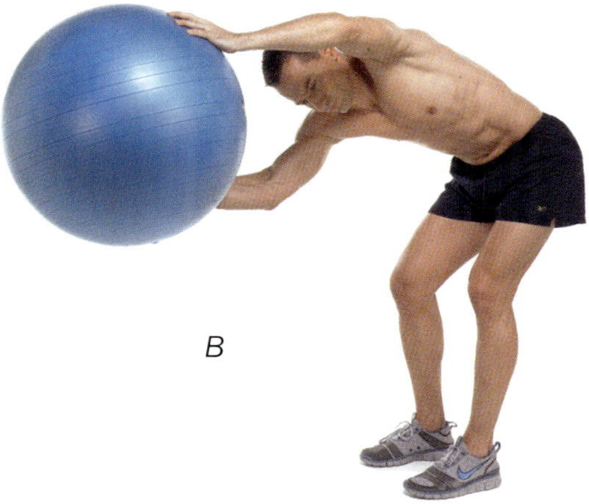

B

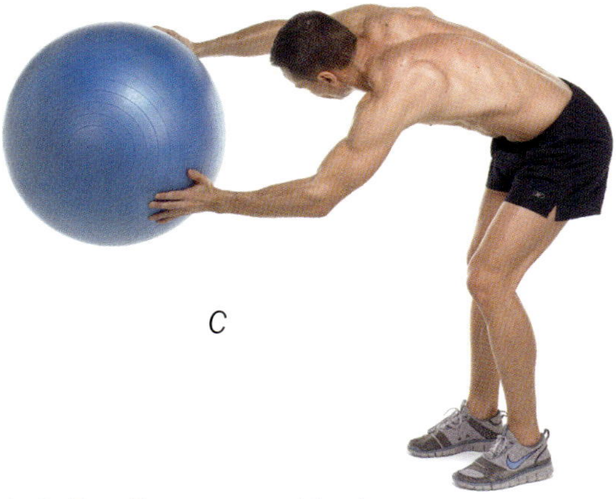

C

A–C: Der Bewegungsablauf.

K 50: Oberkörper aufrichten im Kniesitz

Kräftigung:
★★ untere Rückenmuskulatur
★ Nacken-, hintere Schulter- und obere Rückenmuskulatur

Ausgangsposition:
Sie knien und halten den Oberkörper aufrecht. Die Arme sind nach vorne gerichtet und die Bauch- und die Gesäßmuskulatur sind angespannt. In den Händen halten Sie die Enden eines Stretchbandes, das in Kniehöhe befestigt ist. Bewegen Sie den Oberkörper nach vorne und greifen Sie das Band so eng, dass es sich in mittlerer Spannung befindet.

Übungsdurchführung:
Richten Sie den Oberkörper in einer langsamen Bewegung auf und heben Sie gleichzeitig die Arme in U-Haltung an, wobei Sie die Schulterblätter zusammenziehen. Halten Sie kurz die Endposition, bevor Sie den Oberkörper wieder in Ausgangsposition bewegen, und schließlich die Übung wiederholen. Achten Sie auf eine angespannte Bauchmuskulatur, um ein Hohlkreuz zu vermeiden.

Variante:
Fortgeschrittene können die Übung auf einem Gymnastikball sitzend ausführen, wodurch die gesamte Rumpfmuskulatur trainiert wird.

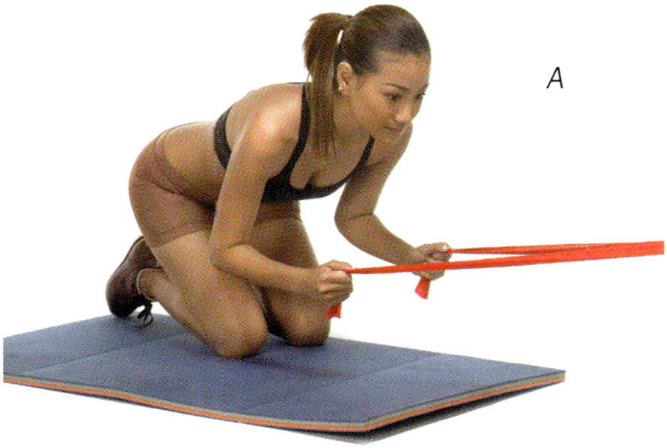
A

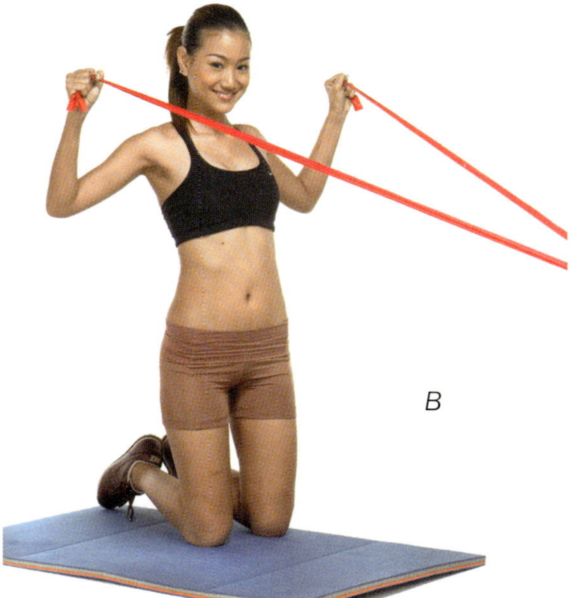
B

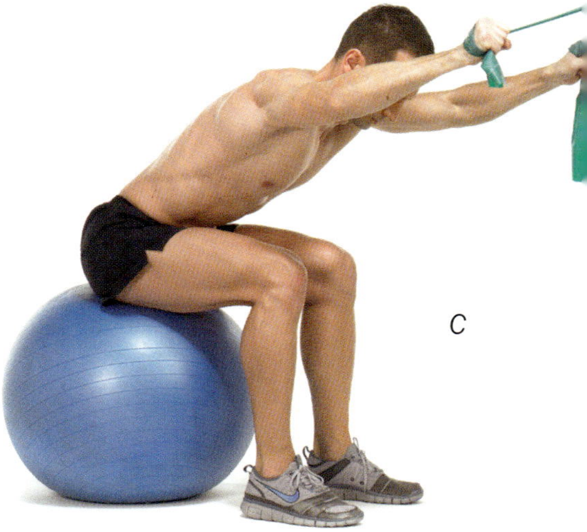
C

A–B: Die Ausgangs- und die Endposition.

C: Die Variante auf dem Gymnastikball.

K 51: Oberkörper aufrichten im Stand

Kräftigung:

★★ untere Rückenmuskulatur

★ Nacken-, hintere Schulter-, obere Rücken-, hintere Oberschenkel- und Gesäßmuskulatur

Ausgangsposition:
Sie stehen mit hüftbreit auseinander gestellten Füßen auf einem Stretchband, dessen Enden Sie in den Händen halten. Der Oberkörper ist aufrecht, die Beine sind etwas gebeugt und die Bauch- und die Gesäßmuskulatur sind angespannt. Bewegen Sie den Oberkörper nach vorne, wozu Sie das Gesäß nach hinten schieben, und greifen Sie das Band so eng, dass es sich in mittlerer Spannung befindet.

Übungsdurchführung:
Richten Sie den Rücken langsam gegen den Widerstand des Bandes auf. Halten Sie kurz die Endposition, bevor Sie sich in die Ausgangsposition zurückbewegen, und schließlich die Übung wiederholen. Achten Sie auf eine gleichmäßige Bewegungsausführung und darauf, dass Sie den Rücken gerade und die Bauchmuskulatur angespannt halten.

Variante:
Fortgeschrittene können den Oberkörper bis zur Waagrechten vorbeugen.
Je tiefer Sie die Beugung der Beine und des Oberkörpers ausführen, desto mehr wird die Gesäßmuskulatur mittrainiert.

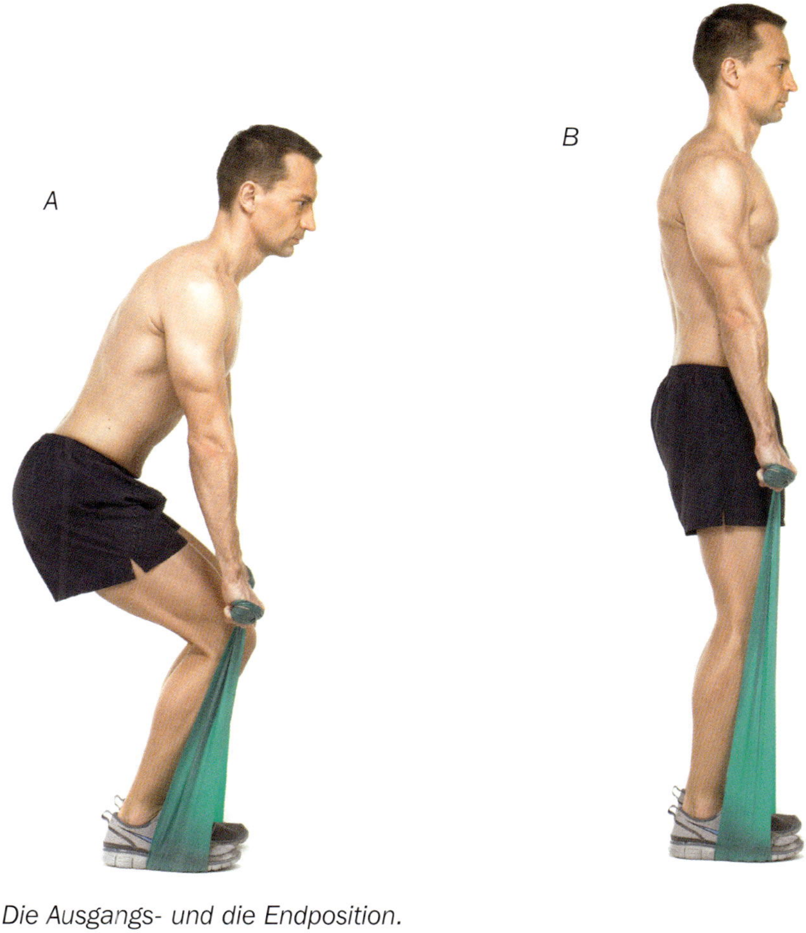

A–B: Die Ausgangs- und die Endposition.

4. Übungen für Beine und Gesäß

K 52: Kniebeuge mit Ball an Wand

Kräftigung:
- ★★ Oberschenkelmuskulatur, insbesondere vorderer Anteil, Gesäßmuskulatur
- ★ Rumpf- und Wadenmuskulatur

Ausgangsposition:
Sie positionieren einen Gymnastikball in Körperhöhe an einer Wand und drücken mit dem Rücken gegen den Ball, so dass der Ball nicht herunterfallen kann. Die Beine sind leicht gebeugt, die Füße stehen etwas weiter als schulterbreit auseinander und weisen leicht nach außen und die Hände sind in die Hüften gestemmt. Drücken Sie die Fersen auf den Boden und spannen Sie die Bauch- und die Gesäßmuskulatur an.

Übungsdurchführung:
Beugen Sie in einer gleichmäßigen Bewegung die Beine, bis sich die Oberschenkel etwa in waagrechter Position befinden. Der Ball wird dabei mit nach unten bewegt. Halten Sie die Endposition für etwa drei Sekunden, wobei Sie die Bauchmuskulatur mit maximaler Kraft anspannen und gleichmäßig atmen. Dann strecken Sie die Beine und rollen den Ball wieder mit nach oben. Am Ende der Bewegung heben Sie die Fersen ab. Achten Sie auf einen geraden Rücken und darauf, dass die Knie über den Füßen bleiben und nicht nach vorne oder zur Seite ausweichen.

Variante:
Weit Fortgeschrittene können die Übung auf einem Bein ausführen.

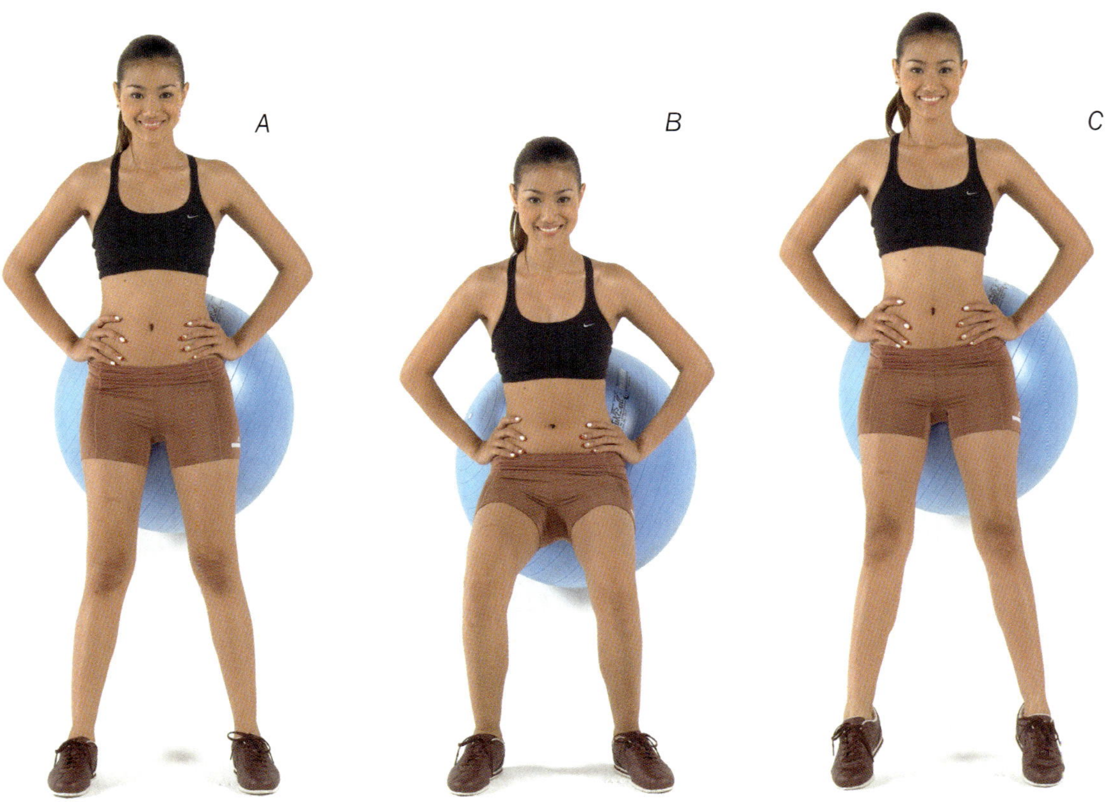

A–C: Der Bewegungsablauf.

K 53: Ausfallschritt auf Kreisel

Kräftigung:
★★ Oberschenkelmuskulatur, insbesondere vorderer Anteil, Gesäßmuskulatur
★ untere Rücken- und Wadenmuskulatur

Ausgangsposition:
Sie befinden sich im Ausfallschritt, wobei der vorderen Fuß auf einem Therapiekreisel positioniert ist. Halten Sie den Oberkörper gerade und stemmen Sie die Hände in die Hüften. Konzentrieren Sie sich auf die Belastung von Fußballen, Fußaußenseite und Ferse, um stabil zu stehen, und spannen Sie die Bauch- und die Gesäßmuskulatur an.

Übungsdurchführung:
Beugen Sie die Beine so weit wie möglich nach unten, ohne das Knie abzulegen und die Position der Füße zu verändern. Halten Sie kurz die Endposition, bevor Sie die Beine wieder strecken, und schließlich die Übung wiederholen. Achten Sie darauf, dass Sie stabil auf dem Kreisel stehen und darauf, dass das vordere Knie über dem Fuß bleibt und nicht nach vorne oder zur Seite ausweicht.

Variante:
Fortgeschrittene können ein Zusatzgewicht nutzen, z. B. einen Medizinball, um die Muskelbeanspruchung zu vergrößern.

A

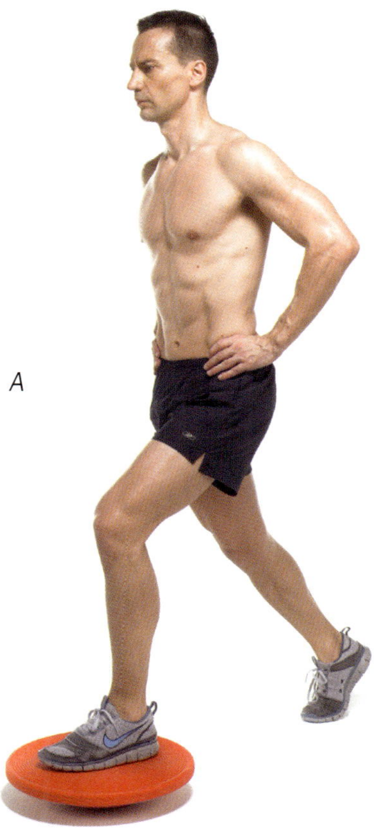

B

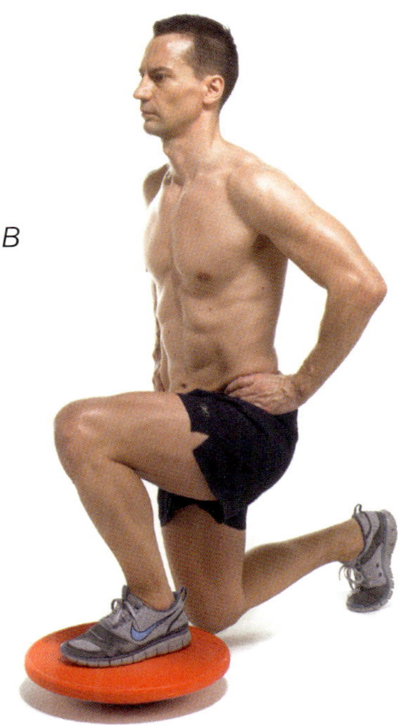

A–B: Die Ausgangs- und die Endposition.

K 54: Kniebeuge mit Fuß auf Ball

Kräftigung:

★★ Oberschenkelmuskulatur, insbesondere vorderer Anteil, Gesäßmuskulatur

★ Waden- und untere Rückenmuskulatur

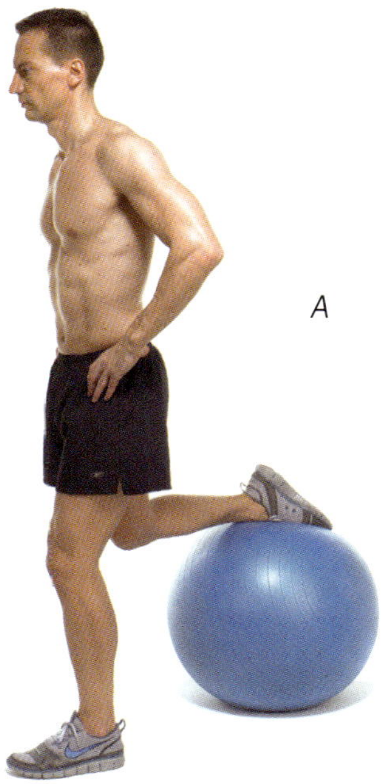

A

Ausgangsposition:
Sie stehen aufrecht und legen einen Fuß mit dem Spann nach unten auf einen Gymnastikball. Den Rücken halten Sie gerade und die Hände stemmen Sie in die Hüften. Konzentrieren Sie sich auf die Belastung von Fußballen, Fußaußenkante und Ferse, um stabil zu stehen, und spannen Sie die Bauch- und die Gesäßmuskulatur an.

Übungsdurchführung:
Beugen Sie langsam das Standbein, bis das Knie des hinteren Beines fast den Boden berührt, ohne es jedoch abzulegen. Halten Sie kurz diese Position, bevor Sie das Bein wieder strecken, und schließlich die Übung wiederholen. Achten Sie auf einen geraden Rücken und darauf, dass sich das vordere Knie über dem Fuß befindet und nicht nach vorne oder zur Seite ausweicht.

Variante:
Einsteiger können sich mit einer Hand an einem Stuhl abstützen, um die Übung kontrolliert zu lernen.
Weit Fortgeschrittene können den vorderen Fuß auf einen Therapiekreisel aufstellen.

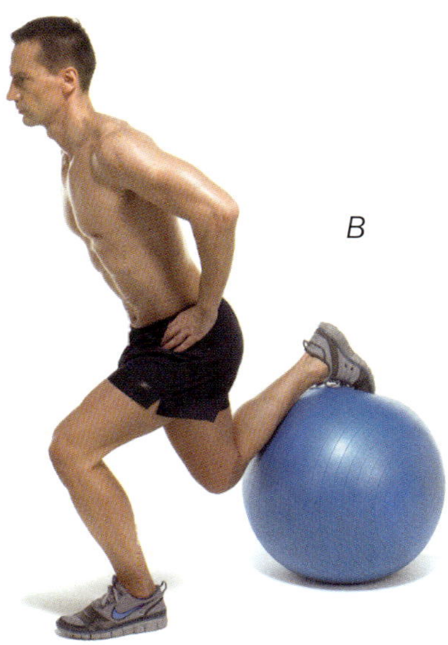

B

A–B: Die Ausgangs- und die Endposition.

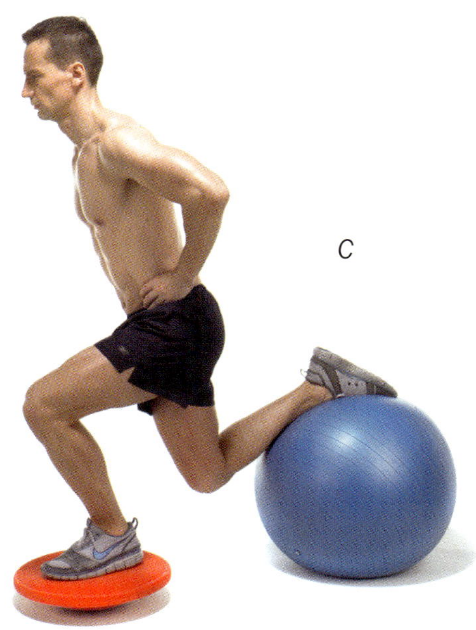

C

C: Die intensivere Variante dieser Übung.

K 55: Beckenlift mit Schultern auf Ball

Kräftigung:
★★ hintere Oberschenkel- und Gesäßmuskulatur
★ Rumpf- und vordere Oberschenkelmuskulatur

Ausgangsposition:
Sie sitzen aufrecht auf einem Gymnastikball. Machen Sie kleine Schritte nach vorne, bis Sie mit den Schultern auf dem Ball liegen. Die Beine sind angezogen, wobei sich Ober- und Unterschenkel etwa in einem 90-Grad-Winkel befinden. Die Füße stehen auf dem Boden und die Hände sind an die Schläfen gelegt. Spannen Sie nun die Bauch- und die Gesäßmuskulatur an, um die Position zu stabilisieren.

Übungsdurchführung:
Drücken Sie die Füße fest auf den Boden und heben Sie das Becken so weit hoch, bis Oberschenkel und Rücken in einer Linie sind. Nun senken und heben Sie das Becken mehrfach, ohne es abzulegen. Achten Sie auf gleichmäßige Bewegungsausführung und darauf, dass die Rumpfmuskulatur durchgehend in Spannung ist.

A

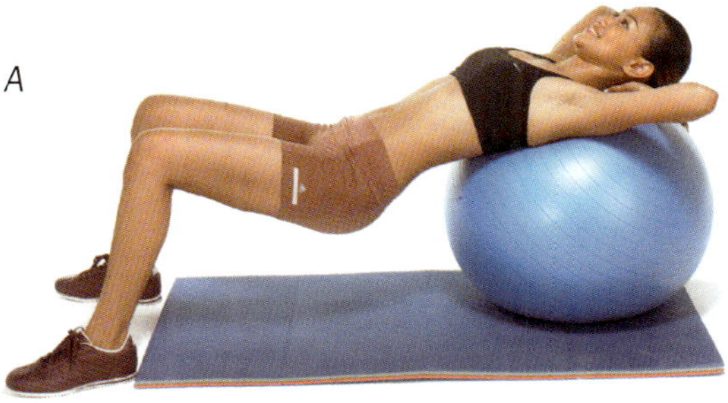

B

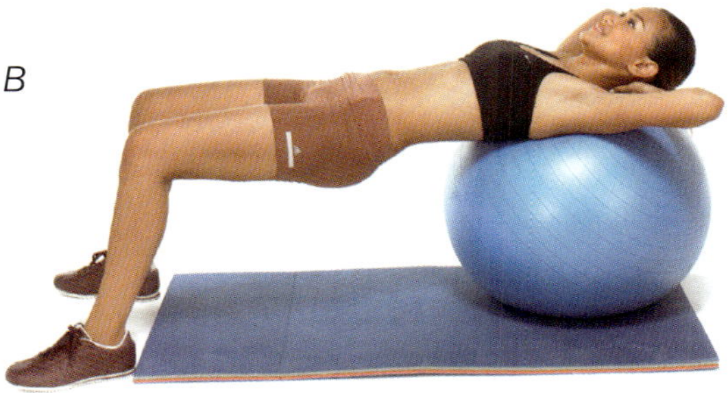

A–B: Die Ausgangs- und die Endposition.

Variante:
Zur Intensivierung können Sie die Füße auf einen Therapiekreisel stellen. Weit Fortgeschrittene führen diese Variante nur mit einem Bein aus.

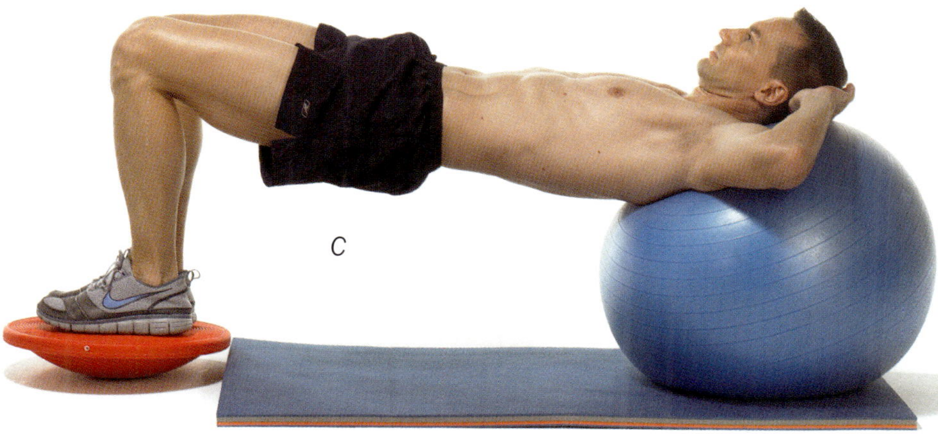

C

C: Die Intensivierung der Übung mit dem Therapiekreisel.

K 56: Beckenlift mit Fersen auf Ball

Kräftigung:
★★ hintere Oberschenkel- und Gesäßmuskulatur
★ Rumpf- und vordere Oberschenkelmuskulatur

Ausgangsposition:
Sie liegen mit dem Rücken auf der Trainingsmatte. Die Arme sind auf der Matte abgelegt, die Beine sind in einem Winkel von etwa 90 Grad angezogen und die Fersen sind auf einen Gymnastikball aufgestellt. Drücken Sie mit den Fersen etwas in den Ball und spannen Sie die Bauch- und die Gesäßmuskulatur an, um die Position zu stabilisieren.

Übungsdurchführung:
Drücken Sie die Fersen fest in den Ball und heben Sie das Becken so weit hoch, bis sich Oberschenkel und Rücken in einer Linie befinden. Nun senken und heben Sie das Becken mehrfach, ohne es abzulegen. Achten Sie auf gleichmäßige Bewegungsausführung und darauf, dass die Rumpfmuskulatur durchgehend angespannt ist.

Variante:
Zur Intensivierung können Sie ein Zusatzgewicht wie einen Medizinball auf dem Brustkorb halten. Auch können Fortgeschrittene die Übung nur mit einem Bein ausführen.
Alternativ können Sie die Fußsohlen statt der Fersen auf dem Ball aufstellen, wodurch die Aktivität der vorderen Beinmuskulatur vergrößert und die der hinteren Beinmuskulatur verringert wird.

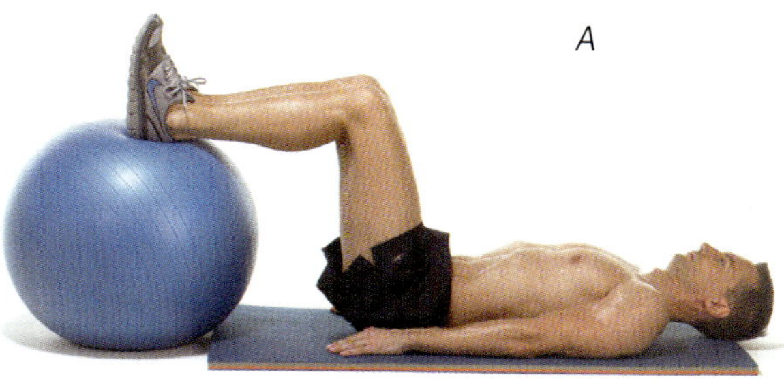
A

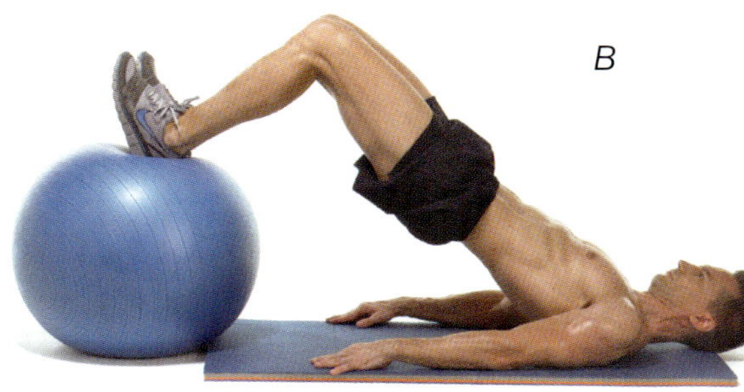
B

A–B: Die Ausgangs- und die Endposition.

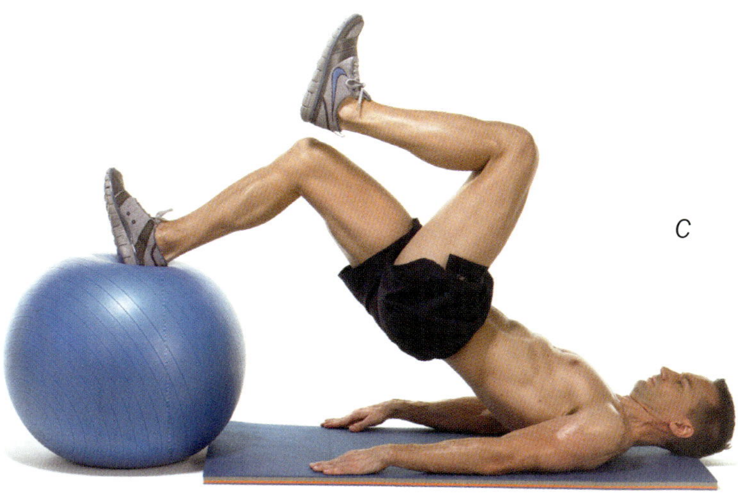
C

C: Die einbeinige Ausführung.

K 57: Beckenlift mit Füßen auf Kreisel

Kräftigung:
★★ vordere Oberschenkelmuskulatur
★ Rumpf-, hintere Oberschenkel- und Gesäßmuskulatur

Ausgangsposition:
Sie liegen mit dem Rücken auf der Trainingsmatte. Die Arme sind auf der Matte abgelegt, die Beine sind in einem 90-Grad-Winkel angezogen und die Fußsohlen sind auf einen Therapiekreisel aufgestellt. Drücken Sie die Fußsohlen etwas auf den Kreisel und spannen Sie die Bauch- und die Gesäßmuskulatur an, um die Position zu stabilisieren.

Übungsdurchführung:
Drücken Sie die Füße fest auf den Kreisel und heben Sie das Becken so weit hoch, bis sich Oberschenkel und Rücken in einer Linie befinden. Nun senken und heben Sie das Becken mehrfach, ohne es abzulegen. Achten Sie auf eine gleichmäßige Bewegungsausführung und darauf, dass die Bauchmuskulatur durchgehend angespannt ist.

Variante:
Zur Intensivierung können Sie ein Zusatzgewicht (z. B. einen Medizinball) nutzen. Auch können Fortgeschrittene die Übung nur mit einem Bein ausführen.
Alternativ können Sie die Fersen statt der Fußsohlen aufstellen, wodurch die Aktivität der hinteren Beinmuskulatur vergrößert und die der vorderen Beinmuskulatur verringert wird.

A

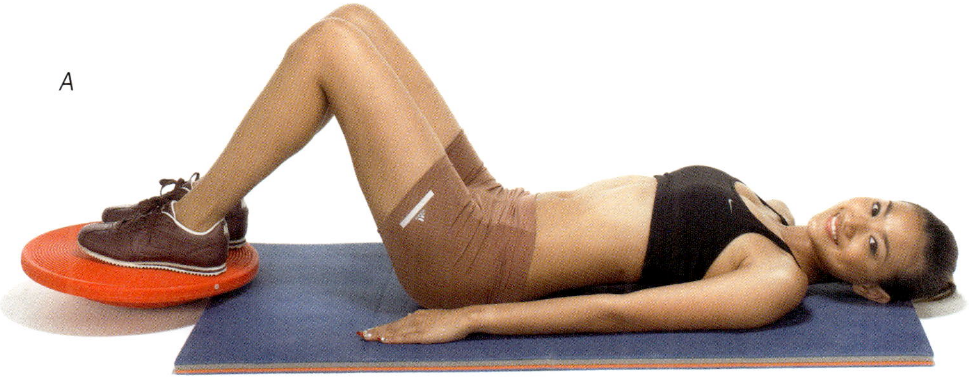

B

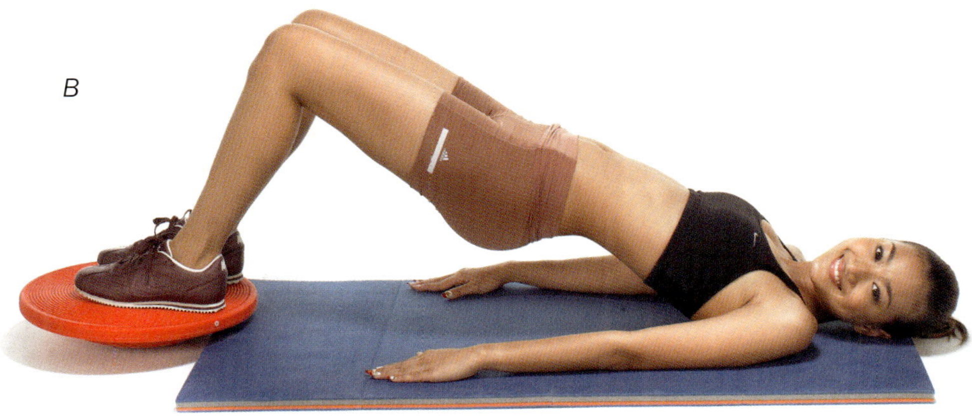

A–B: Die Ausgangs- und die Endposition.

K 58: Beinstrecken im Sitz

Kräftigung:
★★ vordere Oberschenkelmuskulatur
★ Rumpfmuskulatur

Ausgangsposition:
Sie sitzen aufrecht auf einem Gymnastikball. Verknoten Sie ein Stretchband um die Füße und heben Sie einen Fuß geringfügig an, so dass sich das Band in mittlerer Spannung befindet. Mit den Händen halten Sie das Übungsbein in dieser Position. Drücken Sie den Standfuß auf den Boden und spannen Sie die Bauch- und die Gesäßmuskulatur an, um die Position zu stabilisieren.

Übungsdurchführung:
Bewegen Sie den Unterschenkel gegen den Widerstand des Bandes nach oben, bis er fast gestreckt ist. Dann bringen Sie den Unterschenkel in die Ausgangsposition zurück, jedoch nicht darüber hinaus, damit das Band in Spannung bleibt. Anschließend wiederholen Sie die Übung. Vermeiden Sie unkontrollierte Bewegungen auf dem Ball und achten Sie darauf, dass Sie den Oberschenkel in der Ausgangsposition halten.

Variante:
Weit Fortgeschrittene können den Standfuß auf einen Therapiekreisel aufstellen.

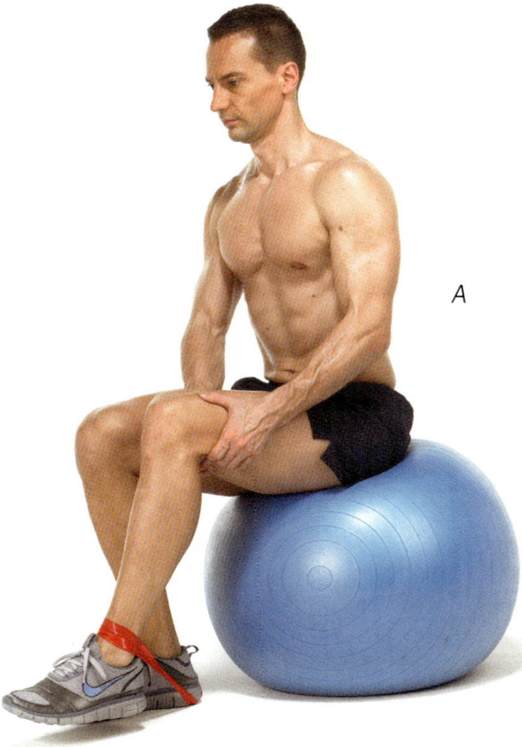
A

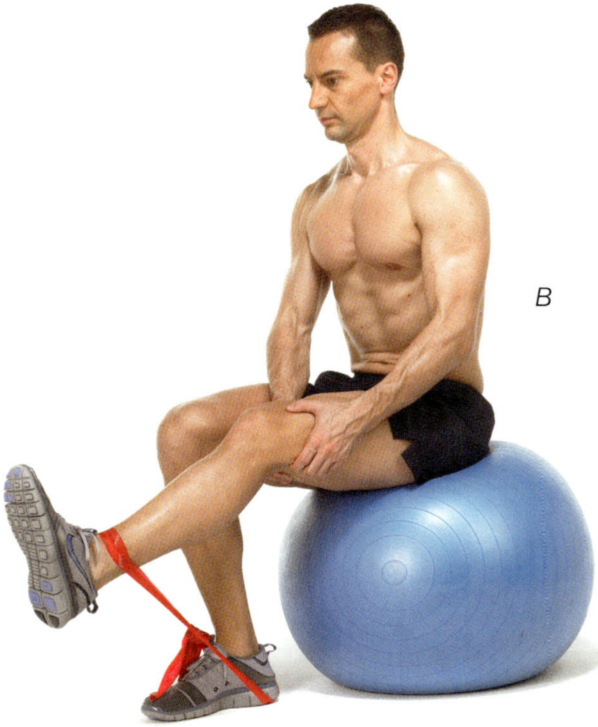
B

A–B: Die Ausgangs- und die Endposition.

K 59: Unterschenkel nach oben drücken

Kräftigung:
★★ vordere Oberschenkelmuskulatur
★ hintere Oberschenkelmuskulatur

Ausgangsposition:
Sie liegen mit dem Rücken auf der Trainingsmatte. Verknoten Sie ein Stretchband um die Füße und heben Sie ein Bein so an, dass sich Ober- und Unterschenkel in einem 90-Grad-Winkel zueinander befinden und das Band etwa mittelstark angespannt ist. Mit den Händen stabilisieren Sie die Position des Oberschenkels. Drücken Sie das andere Bein auf den Boden und spannen Sie die Bauch- und die Gesäßmuskulatur an.

Übungsdurchführung:
Bewegen Sie den Unterschenkel gegen den Widerstand des Bandes nach oben, bis er fast gestreckt ist. Dann bringen Sie den Unterschenkel langsam in die Ausgangsposition zurück, jedoch nicht darüber hinaus, damit das Band in Spannung bleibt. Anschließend wiederholen Sie die Übung. Vermeiden Sie es ein Hohlkreuz zu machen und achten Sie auf eine gleichmäßige Bewegungsausführung.

Variante:
Sie können das Band auch an einem niedrigen Gegenstand wie einem Bettkasten befestigen.

A

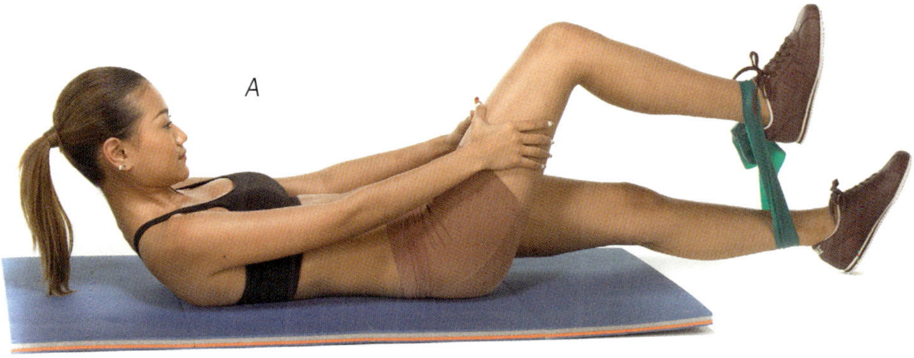

B

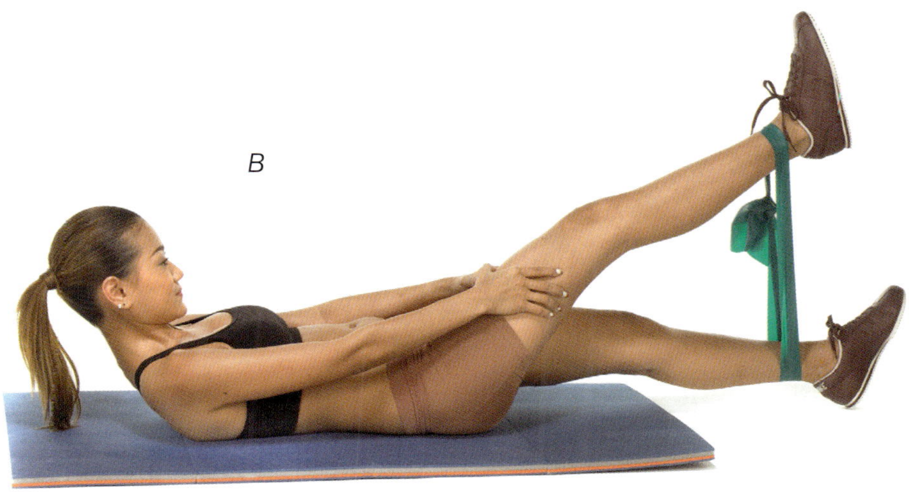

A–B: Die Ausgangs- und die Endposition.

K 60: Ball anrollen in Schulterbrücke

Kräftigung:
★★ hintere Oberschenkel- und Gesäßmuskulatur
★ Rumpf- und vordere Oberschenkelmuskulatur

Ausgangsposition:
Sie liegen mit dem Rücken auf der Trainingsmatte. Die Arme sind auf der Matte abgelegt, die Beine sind fast gestreckt und die Fersen liegen auf einem Gymnastikball. Drücken Sie die Fersen etwas in den Ball und spannen Sie die Bauch- und die Gesäßmuskulatur an, um die Position zu stabilisieren. Heben Sie nun das Becken so weit hoch, bis sich Oberschenkel und Rücken in einer Linie befinden.

Übungsdurchführung:
Rollen Sie den Gymnastikball mit den Fersen in Richtung Gesäß, wobei Sie das Becken weiter anheben. Halten Sie kurz die Endposition und rollen Sie dann den Ball in die Ausgangsposition zurück. Anschließend wiederholen Sie die Übung. Achten Sie auf eine gleichmäßige Bewegungsausführung und auf eine angespannte Gesäßmuskulatur.

Variante:
Zur Vereinfachung können Sie sich mit den Händen etwas am Boden abstützen.
Weit Fortgeschrittene führen die Übung einbeinig aus.

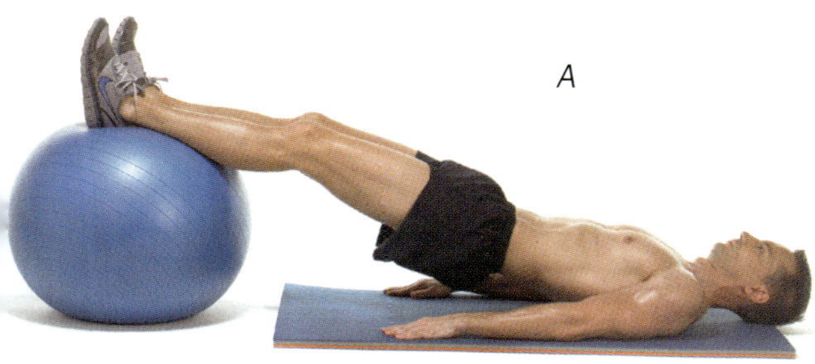
A

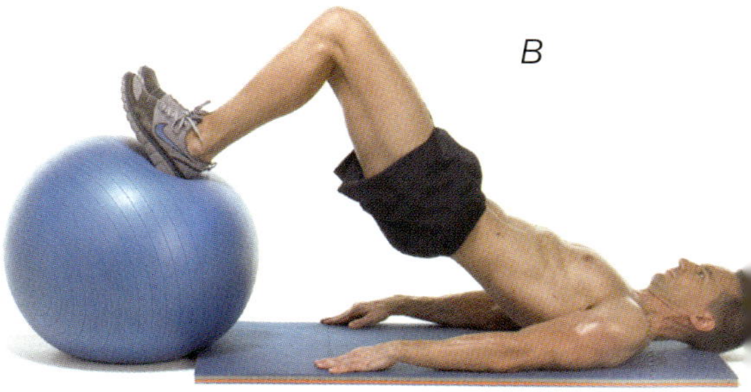
B

A–B: Die Ausgangs- und die Endposition.

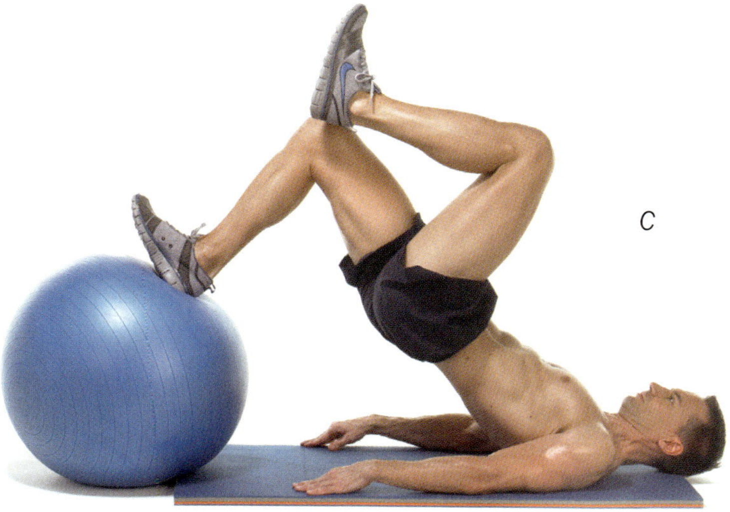
C

C: Die Ausführung mit nur einem Bein.

K 61: Unterschenkel anziehen

Kräftigung:

★★ hintere Oberschenkelmuskulatur

★ untere Rücken-, vordere Oberschenkel- und Gesäßmuskulatur

Ausgangsposition:

Sie liegen mit dem Bauch auf der Trainingsmatte und haben ein Stretchband um die Füße geknotet. Die Stirn können Sie auf den Armen ablegen, was jedoch nicht zwingend erforderlich ist. Heben Sie einen Unterschenkel soweit an, dass sich das Band in mittlerer Spannung befindet. Das andere Bein drückt auf den Boden und die Bauch- und die Gesäßmuskulatur sind angespannt.

Übungsdurchführung:

Bewegen Sie den Unterschenkel gegen den Widerstand des Bandes soweit wie möglich zum Gesäß hin. Halten Sie kurz die Endposition und bringen Sie dann das Bein in die Ausgangsposition zurück, jedoch nicht darüber hinaus, damit das Band in Spannung bleibt. Achten Sie auf gleichmäßige Bewegungsausführung und darauf, dass das Becken auf dem Boden bleibt.

Variante:

Sie können das Band auch an einem niedrigen Gegenstand wie einem Bettkasten befestigen.

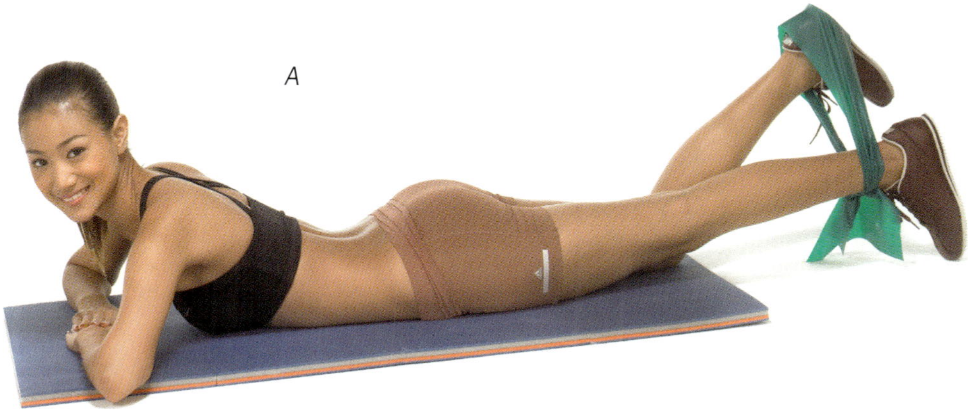

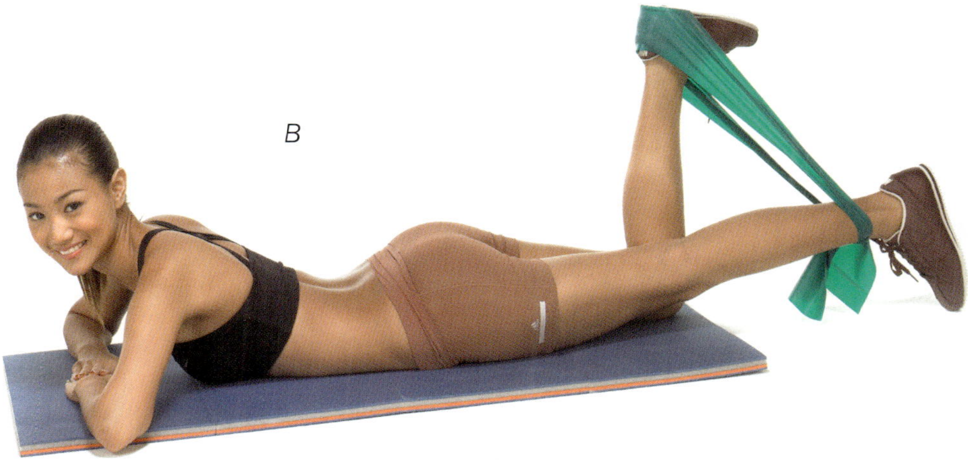

A–B: Die Ausgangs- und die Endposition.

K 62: Bein anziehen

Kräftigung:
★★ innere Oberschenkelmuskulatur
★ stabilisierende Muskulatur des Standbeins

Ausgangsposition:
Sie befestigen das Stretchband an einem unverrückbaren Gegenstand in tiefer Position, verknoten es und legen die Schlaufe großflächig um die Innenseite des inneren Fußes. Stabilisieren Sie die Position, indem Sie das Standbein etwas beugen und die Bauch- und die Gesäßmuskulatur anspannen. Ziehen Sie nun das Übungsbein geringfügig an und halten Sie es in der Luft, so dass sich das Band in mittlerer Spannung befindet.

Übungsdurchführung:
Ziehen Sie das gestreckte Bein gegen den Widerstand des Bandes am Standbein vorbei. Halten Sie kurz die Endposition und bringen Sie dann das Bein in die Ausgangsposition zurück, jedoch nicht darüber hinaus, damit das Band in Spannung bleibt. Anschließend wiederholen Sie die Übung. Vermeiden Sie es, Schwung zu holen, und achten Sie darauf, dass Sie Ihren Oberkörper gerade und Ihre Bauchmuskulatur angespannt halten.

Variante:
Sie können sich auch auf einen Stepper stellen, damit Sie das Übungsbein frei bewegen können.
Einsteiger können sich bei der Übung an einer Stuhllehne festhalten.
Weit Fortgeschrittene führen die Übung auf einem Therapiekreisel aus.

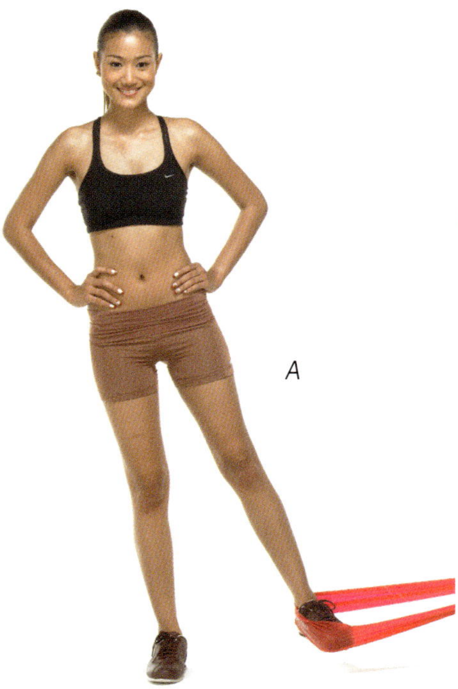
A

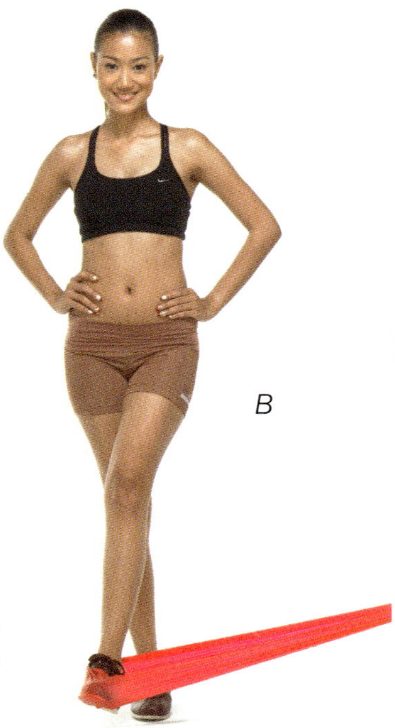
B

A–B: Die Ausgangs- und die Endposition.

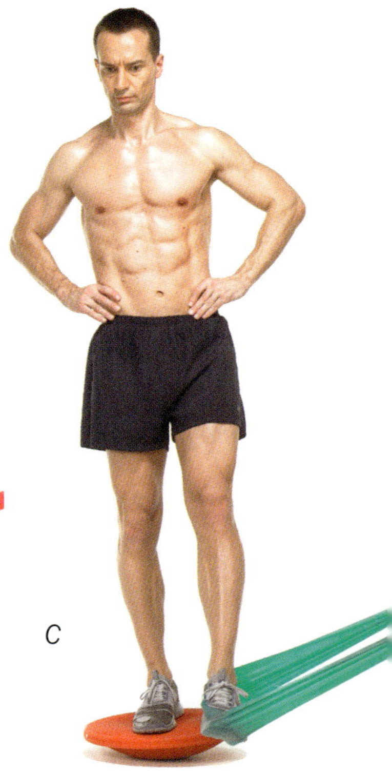
C

C: Die Übung auf dem Therapiekreisel.

K 63: Bein abspreizen

Kräftigung:
★★ äußere Oberschenkelmuskulatur
★ stabilisierende Muskulatur des Standbeins

Ausgangsposition:
Sie befestigen das Stretchband an einem unverrückbaren Gegenstand in tiefer Position, verknoten es und legen die Schlaufe großflächig um die Außenseite des äußeren Fußes. Stabilisieren Sie die Position, indem Sie das Standbein etwas beugen und die Bauch- und Gesäßmuskulatur anspannen. Spreizen Sie nun das Übungsbein geringfügig nach außen, so dass sich das Band in mittlerer Spannung befindet.

Übungsdurchführung:
Spreizen Sie das gestreckte Bein gegen den Widerstand des Bandes weit nach außen. Halten Sie kurz die Endposition und bringen Sie dann das Bein in die Ausgangsposition zurück, jedoch nicht darüber hinaus, damit das Band in Spannung bleibt. Anschließend wiederholen Sie die Übung. Vermeiden Sie es, Schwung zu holen, und achten Sie darauf, den Oberkörper gerade und die Bauchmuskulatur angespannt zu halten.

Variante:
Sie können sich auch auf einen Stepper stellen, damit Sie das Übungsbein frei bewegen können.
Einsteiger können sich bei dieser Übung an einer Stuhllehne festhalten.
Weit Fortgeschrittene führen die Übung auf einem Therapiekreisel aus.

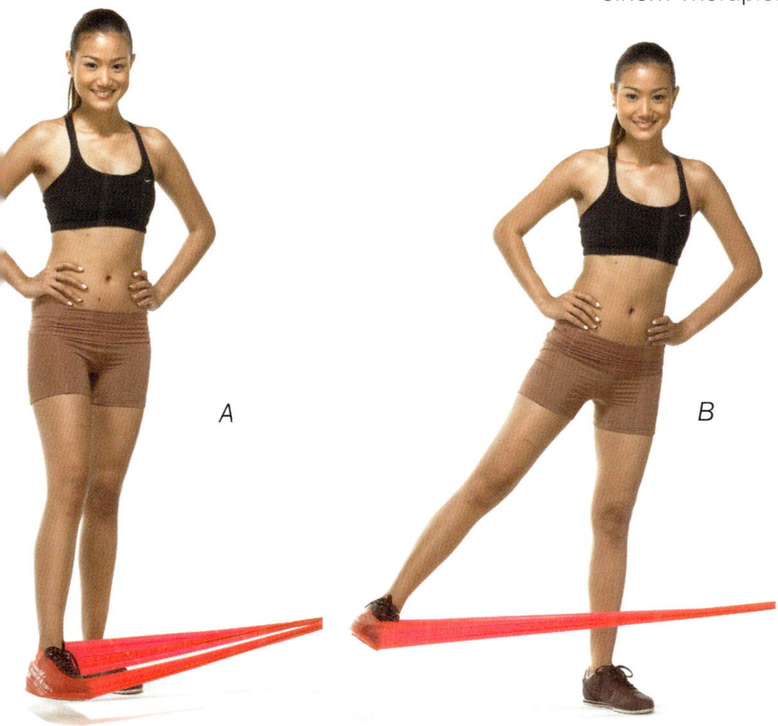

A–B: Die Ausgangs- und die Endposition.

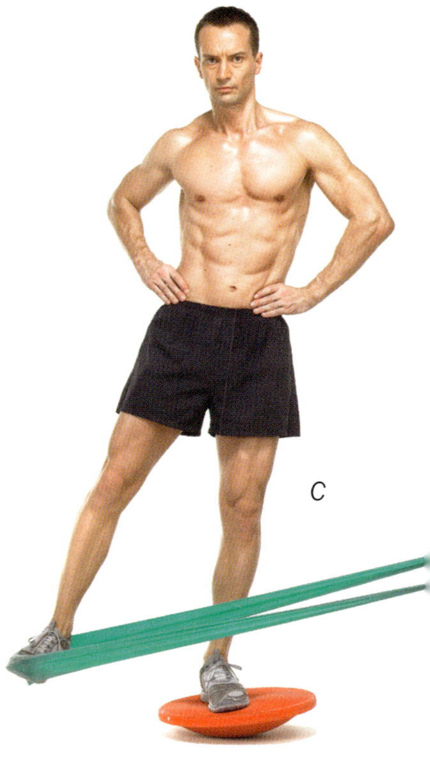

C: Die Übung auf dem Therapiekreisel.

K 64: Gesäßtrainer im Unterarmstütz

Kräftigung:
★★ Gesäßmuskulatur
★ Rumpf- und hintere Oberschenkelmuskulatur

Ausgangsposition:
Sie liegen mit dem Bauch auf einem Gymnastikball und stützen sich mit den Unterarmen und den Füßen auf dem Boden ab. Spannen Sie die Bauch- und die Gesäßmuskulatur an, um die Position zu stabilisieren. Heben Sie nun ein Bein etwas vom Boden ab, wobei sich Ober- und Unterschenkel etwa in einem 90-Grad-Winkel zueinander befinden.

Übungsdurchführung:
Strecken Sie den angehobenen Fuß senkrecht in die Luft. Stellen Sie sich dabei vor, dass Sie ein schweres Gewicht nach oben drücken würden. Halten Sie kurz die Endposition, wobei Sie die Gesäßmuskulatur mit maximaler Kraft anspannen und gleichmäßig atmen. Dann bewegen Sie das Bein in die Ausgangsposition zurück, ohne es abzulegen, und wiederholen schließlich die Übung. Vermeiden Sie Ausweichbewegungen mit dem Fuß nach vorne oder hinten und achten Sie darauf, dass Sie die Bauchmuskulatur angespannt halten.

Variante:
Fortgeschrittene heben zusätzlich den Arm der jeweils anderen Körperseite vom Boden ab.

A

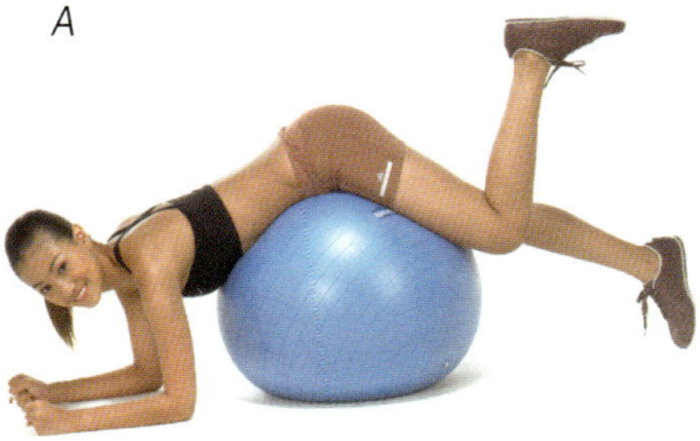

B

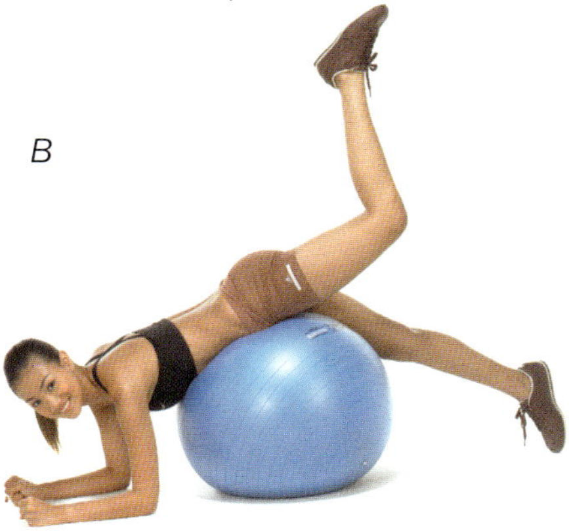

A–B: Die Ausgangs- und die Endposition.

C

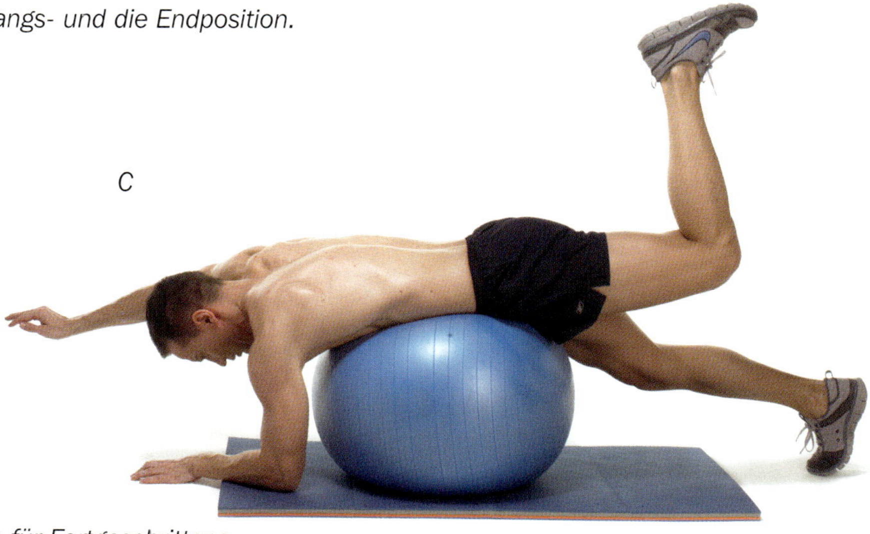

C: Die Variante für Fortgeschrittene.

K 65: Ferse anheben

Kräftigung:
★★ Wadenmuskulatur
★ Rumpfmuskulatur

Ausgangsposition:
Aus dem aufrechten Stand beugen Sie den Oberkörper nach vorne und stützen sich mit den Händen auf einen Gymnastikball auf. Heben Sie einen Fuß etwas vom Boden ab und spannen Sie die Bauch- und die Gesäßmuskulatur an, um die Position zu stabilisieren.

Übungsdurchführung:
Bewegen Sie die Ferse des Standbeines so hoch wie möglich. Halten Sie kurz die Endposition, wobei Sie die Wadenmuskulatur mit maximaler Kraft anspannen und gleichmäßig atmen. Dann senken Sie die Ferse, ohne sie abzusetzen, und wiederholen schließlich die Übung. Achten Sie darauf, dass Sie die Übung ohne Schwung ausführen, da die Bewegung ausschließlich über die Kraft der Wadenmuskulatur erfolgen muss.

Variante:
Sie können die Übung auch auf einem Gymnastikball sitzend ausführen. Dazu heben Sie einen Fuß etwas vom Boden an und ziehen die Ferse des aufgestellten Fußes so hoch wie möglich an. Sie können diese Variante intensivieren, indem Sie mit den Händen Druck auf den Oberschenkel ausführen.

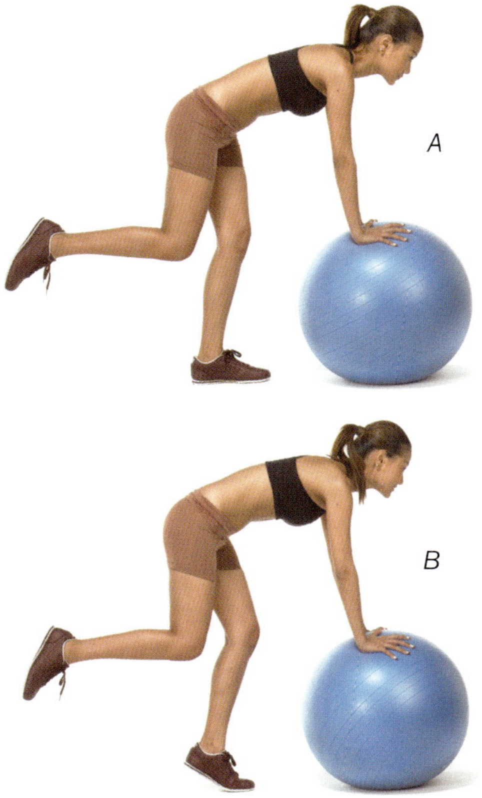

A–B: Die Ausgangs- und die Endposition.

C
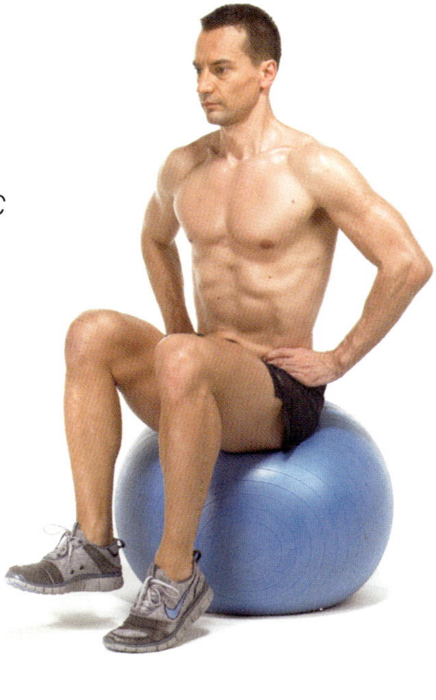

C: Die Variante im Sitz.

Teil III: Workouts

Dieses Kapitel beschreibt die Grundlagen der Trainingsplanung. Sie werden darüber informiert, wie ein Workout in die Phasen „Aufwärmen“, „Hauptteil“ und „Abwärmen“ einzuteilen ist. Auch lernen Sie wichtige Dehnübungen kennen, die Sie vor dem Fitnesstraining ausführen können.

Danach werden Workouts für unterschiedliche Trainingsziele vorgestellt. Es sind Workouts enthalten, die darauf abzielen, den gesamten Körper in einem Trainingsprogramm zu kräftigen. Außerdem finden Sie Workouts, die ein Splitt-Training ermöglichen, um die wöchentliche Trainingshäufigkeit erhöhen zu können. In jedem Workout sind Alternativübungen genannt, damit Sie Ihr Training variieren können. Nutzen Sie die Workouts als Grundlage für Ihre Trainingsplanung und passen Sie diese an Ihre individuellen Bedürfnisse an.

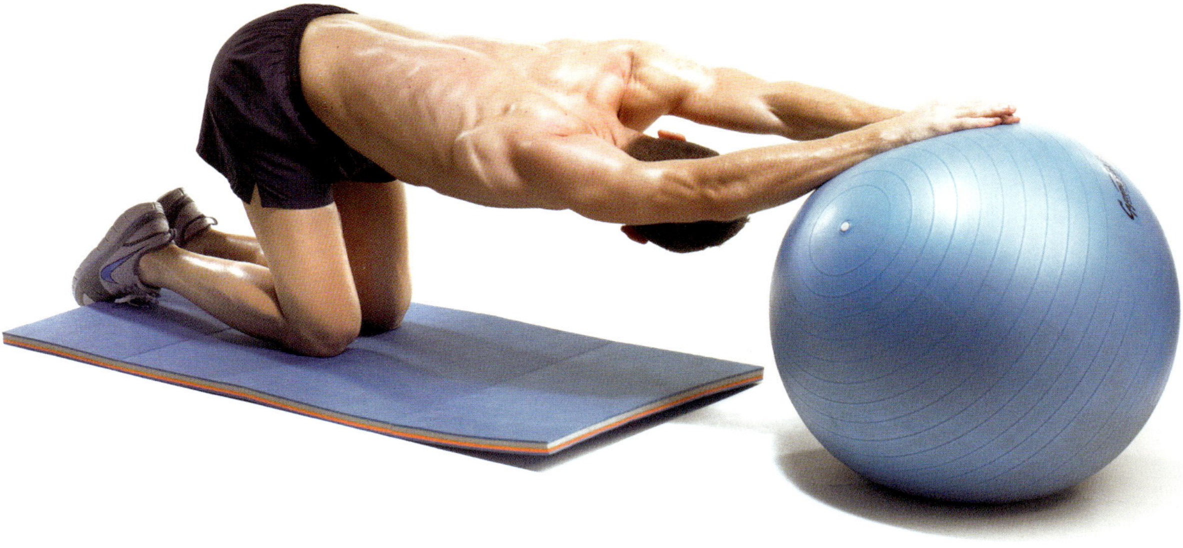

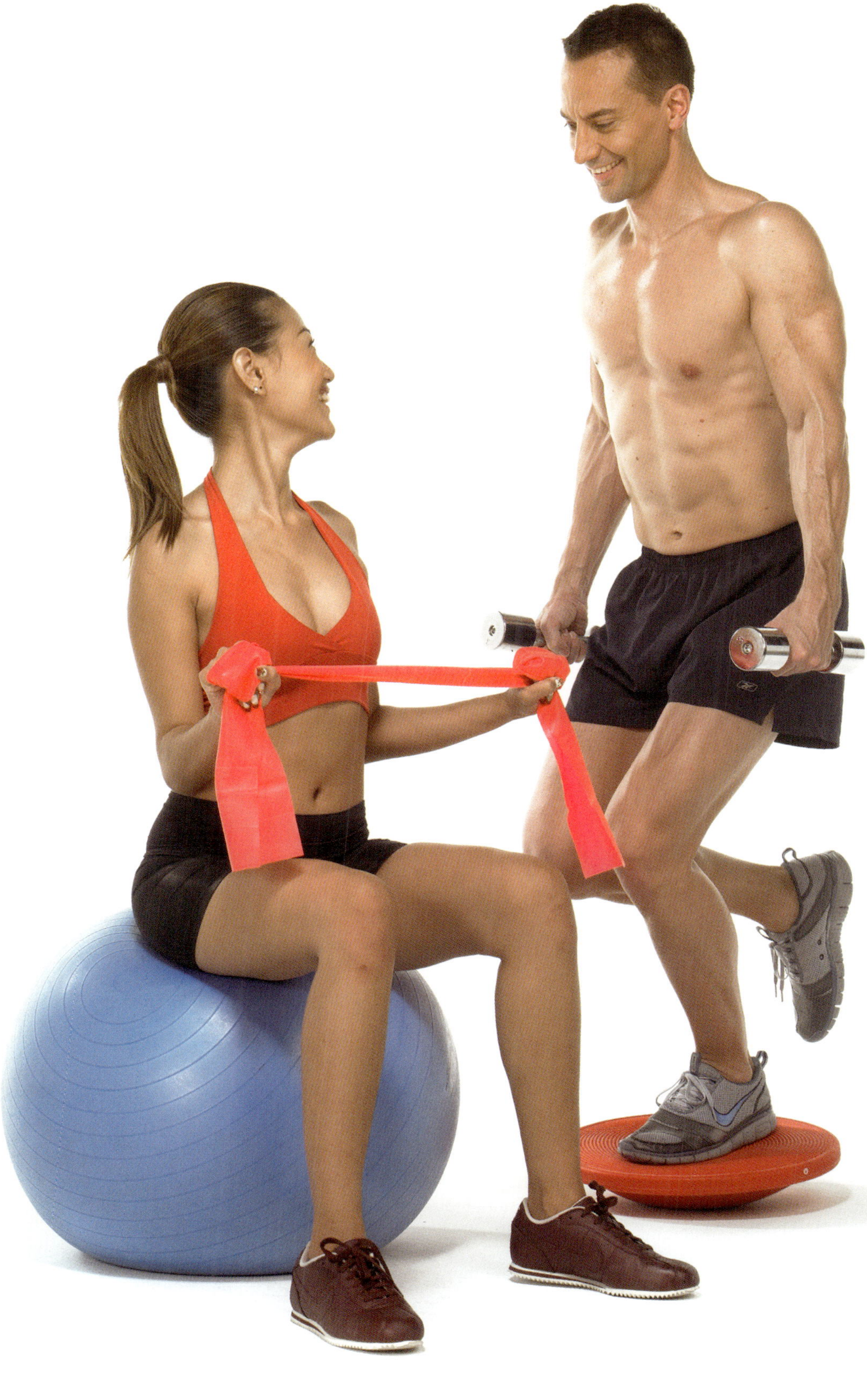

1. Aufbau eines Workouts

Jedes Training, gleich in welcher Sportart, sollte, um optimale Leistungsfähigkeit zu erreichen und Verletzungen zu vermeiden, die Phasen „Aufwärmen“, „Hauptteil“ und „Abwärmen“ enthalten. Teilen Sie auch das Fitnesstraining mit Kleingeräten entsprechend ein. Die Dauer und die Gestaltung der einzelnen Phasen sind abhängig von Schwerpunkt, Gesamtdauer und Intensität des Trainings.

Aufwärmphase

In der Aufwärmphase bereiten Sie Ihren Körper auf das Training vor. Dazu müssen Sie sich zuerst aufwärmen und sich dann dehnen.

Aufwärmübung

Beginnen Sie das Workout mit einer Aufwärmübung über die Dauer von 5–10 Minuten. Wählen Sie eine Übung, die sich in gleichmäßiger Geschwindigkeit durchführen lässt, ohne dabei außer Atem zu kommen. Vermeiden Sie Extremsituationen und führen Sie keine schnellen und ruckartigen Bewegungen aus. In dieser Phase geht es darum, den Körper auf das Training einzustimmen, und nicht darum, bereits Leistung zu erbringen. Sie können sich beispielsweise mit „Laufen auf der Stelle“ und „Hampelmännern“ aufwärmen. Als Trainingsgeräte können Sie Radergometer, Sprungseil oder Stepper nutzen.

Dehnübungen

Nachdem Sie den Körper aufgewärmt haben, beginnen Sie mit den Dehnübungen. Grundsätzlich ist es sinnvoll, zumindest zweimal wöchentlich alle Muskelgruppen zu dehnen. Empfehlenswert ist es, ein Ganzkörperprogramm aus Dehnübungen zu gestalten (siehe S. 98–100). Am besten dehnen Sie alle Muskelgruppen und die Schwachstellen intensiv. Um die Dauer des Workouts zu verkürzen, genügt es aber auch, nur die Muskelgruppen zu dehnen, die im Workout vorrangig gekräftigt werden. Einige Menschen verzichten zwecks Zeitersparnis vollständig auf das Dehnen in der Aufwärmphase. Dieses Vorgehen ist nicht empfehlenswert, da Muskelverspannungen Bewegungseinschränkungen verursachen können, die insbesondere bei intensiven Übungen die Verletzungsgefahr erhöhen. Außerdem ist ohne vorheriges Dehnen der Körper nicht optimal auf die bevorstehende Tätigkeit vorbereitet und kann keine Höchstleistungen erbringen. Für das vorbereitende Dehnen einzelner Muskelgruppen sollten Sie eine Dauer von mindestens 5 Minuten vorsehen. Sie können diese Phase jedoch beliebig verlängern, insbesondere dann, wenn Sie Ihre Beweglichkeit gezielt verbessern möchten.

Hauptteil

Auf die Aufwärmphase folgt der Hauptteil des Fitnesstrainings. Einsteiger führen eher viele Wiederholungen der Übungen mit geringer Intensität aus. Es geht darum, den Körper an die neuen Anforderungen zu gewöhnen. Auch muss erlernt werden, sich auf die ausführende Muskulatur zu konzentrieren, um optimale Ergebnisse zu erreichen.
In den ersten Trainingsmonaten orientieren sich Einsteiger bei den dynamischen Übungen an der Kraftausdauer-Methode. Wählen Sie eine Übungsvariante mit der es Ihnen gelingt, 15–20 Wiederholungen in einem Satz durchzuführen. Erreichen Sie mehr als 20 Wiederholungen, nutzen Sie eine etwas intensivere Übungsvariante.
Nach einigen Monaten mit regelmäßigen Trainingseinheiten können Sie zwischen den Methoden „Kraftausdauer“ und „Muskelaufbau“ wählen. Bei der Muskelaufbau-Methode wählen Sie eine Übungsvariante mit der es Ihnen gelingt, 8–12 Wiederholungen auszuführen. Erreichen Sie mehr als 12 Wiederholungen, nutzen Sie eine etwas intensivere Übungsvariante.
Für die statischen Übungen finden Sie bei den Übungsbeschreibungen Angaben zur Haltedauer mit maximaler Anspannung.

Versuchen Sie, diese Zeitangaben durch Schätzen oder lautloses Mitzählen ungefähr zu erreichen. Die Angaben sind jedoch nicht so zu verstehen, dass Sie diese genau mit einer Uhr kontrollieren müssen.
Beim Fitnesstraining mit Kleingeräten ist zwar die Abstimmung der Wiederholungen etwas schwieriger als beim Training an Maschinen mit Gewichtsabstufung, aber auch hier können bei den meisten Übungen die beabsichtigten Wiederholungszahlen ziemlich genau erreicht werden. Generell sind die Angaben nur als Richtwerte zu verstehen, um die gewünschten Trainingseffekte „Kraftausdauer“ oder „Muskelaufbau“ zu erreichen. Weitere Informationen zu den Trainingsmethoden finden Sie auf den Seiten 20–25.

Abwärmphase

In der Abwärmphase wird das Training mit dem Abwärmen und einigen Dehnübungen für die beanspruchten Muskelgruppen abgeschlossen.

Abwärmübung

Nach einer Trainingseinheit sollten Sie sich abwärmen, um die Muskulatur zu lockern. Außerdem hilft dies dem Körper, schnell zu regenerieren. Bewegen Sie sich dazu in einem langsamen Tempo einige Minuten lang, ohne sich anzustrengen. Gut eignen sich Bewegungen, die Sie mit langsamer und gleichmäßiger Geschwindigkeit ausführen können, wie Walken oder langsames Laufen, was auch auf der Stelle oder in einem kleinen Kreis möglich ist. Führen Sie die Übung für eine Dauer von etwa 5 Minuten aus.

Dehnübungen

Zum Abschluss Ihres Workouts empfiehlt es sich, noch einige Dehnübungen für die beanspruchte Muskulatur auszuführen. Dazu genügt das Ausführen der 1. Dehnphase. Einige Aktive verzichten jedoch zur Zeitersparnis auf das Dehnen, was am nächsten Tag dazu führen kann, dass sich die Muskulatur deutlich verspannt anfühlt.
Bewegen Sie sich dabei in keine extremen Dehnpositionen, da die Muskulatur ermüdet ist und deshalb zu Krämpfen neigt. Halten Sie die Dehnposition für 10–20 Sekunden und erweitern Sie danach die Position nicht mehr. Das Dehnen zum Abschluss des Trainings dient dazu, Verspannungen in der Muskulatur zu lösen, die Regenerationsprozesse zu beschleunigen und zu verhindern, dass sich die Muskulatur verkürzt.

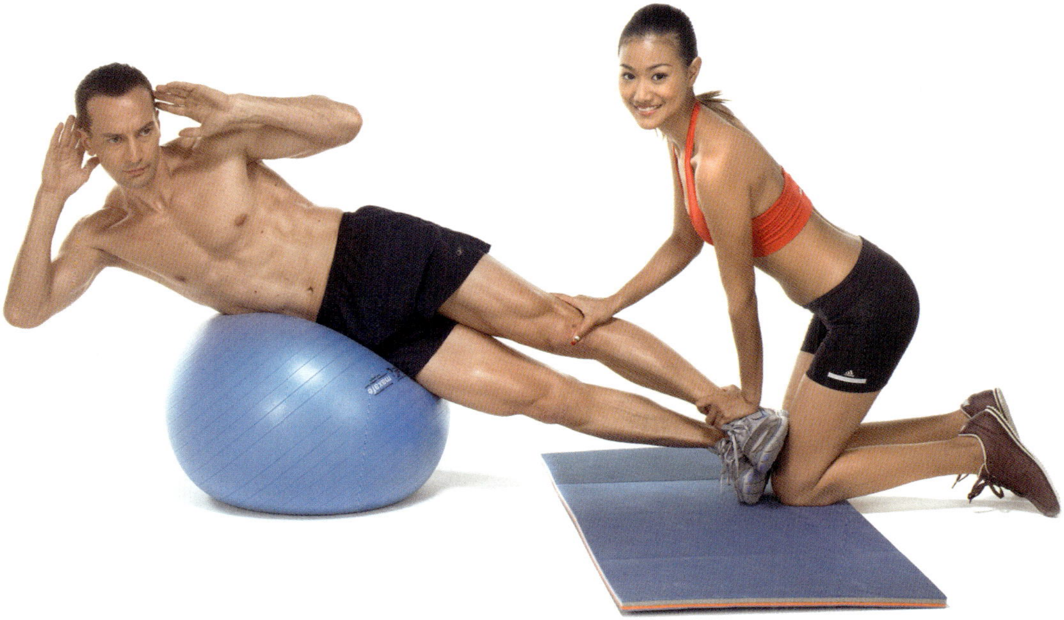

Dehnprogramm: Ganzkörper

Sie können dieses Dehnprogramm nutzen, um alle Muskelgruppen auf das Training vorzubreiten. Sie können aber auch die Dauer verkürzen, indem Sie nur die Muskelgruppen dehnen, die im Haupttrainingsteil vorrangig trainiert werden. Führen Sie jede Dehnübung des Ganzkörper-Programms einmal aus, bei deutlich verspannter Muskulatur zweimal. Dehnen Sie immer die linke und die rechte Körperseite.

Achten Sie beim Dehnen darauf, dass Sie gleichmäßig atmen, sich auf die Zielmuskulatur konzentrieren und diese entspannen. Zuerst nehmen Sie vorsichtig eine Position ein, in der Sie einen leichten Dehnreiz spüren. Halten Sie diese Stellung für etwa 20 Sekunden und entspannen Sie bewusst den Muskel. Die Dehnspannung sollte nach kurzer Zeit etwas nachlassen. Auch wenn Sie das nicht spüren, sollten Sie sich in der Position wohl fühlen und entspannen können. Ist dies nicht der Fall, müssen Sie etwas nachgeben und die Spannung verringern. Anschließend erweitern Sie die Position, bis Sie einen erneuten Reiz spüren. Halten Sie auch diese Position für etwa 20 Sekunden. Zum Abschluss bewegen Sie sich vorsichtig aus der Dehnposition heraus.

Ausführliche Informationen zum Dehnen und weitere Dehnübungen finden Sie in dem Buch „Best Stretching – Dehnübungen für alle Sportarten“ (C. Delp, Verlag pietsch 2005).

A: Dehnung der Hals- und Nackenmuskulatur. Sie sitzen aufrecht auf einem Gymnastikball. Legen Sie den Kopf zur linken Seite ab und ziehen Sie den rechten Arm nach unten. Die Dehnung können Sie intensivieren, indem Sie mit der linken Hand über den Kopf greifen und ihn nach unten drücken.

B: Dehnung der Schulter-, der hinteren Oberarm- und der oberen Rückenmuskulatur. Sie sitzen auf dem Ball und halten den rechten Arm in Schulterhöhe vor dem Körper. Mit der linken Hand fassen Sie oberhalb des Ellbogens und drücken so den rechten Arm am Kopf vorbei seitlich nach hinten, bis Sie einen leichten Dehnreiz spüren.

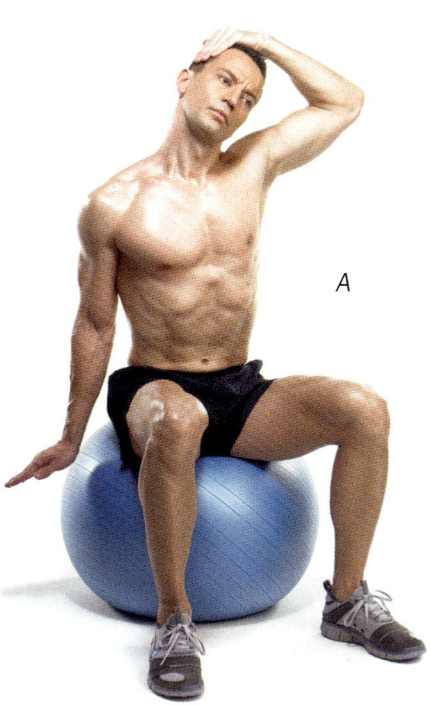

A

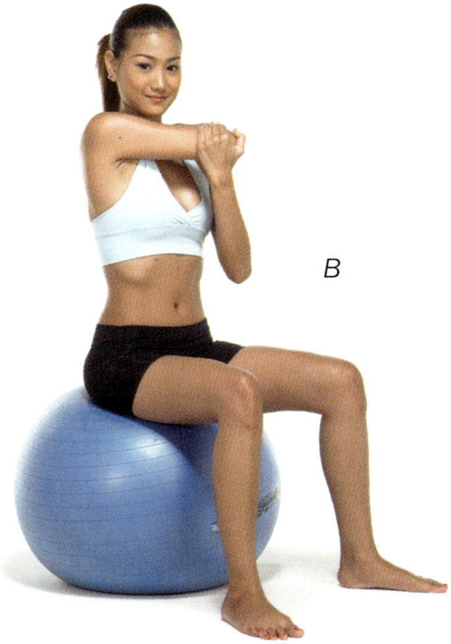

B

C: Dehnung der Schulter-, der Brust- und der Armmuskulatur. Der rechte Unterarm hängt hinter dem Kopf nach unten, wobei sich der Oberarm etwa in senkrechter Position befindet. Nun drücken Sie mit der linken Hand gegen den rechten Ellbogen und schieben so den Arm gerade nach unten.
Nachdem Sie in der ersten Position gedehnt haben, halten Sie den Arm in dieser Stellung. Danach führen Sie langsam den linken Unterarm hinter dem Rücken von unten nach oben, bis sich beide Hände greifen können.

D: Dehnung der Rücken-, Schulter-, Brust- und Oberarmmuskulatur. Sie knien auf der Trainingsmatte, wobei sich die Oberschenkel etwa in senkrechter Position befinden. Beugen Sie den Oberkörper nach vorne und legen Sie die Handflächen auf dem Ball ab. Konzentrieren Sie sich auf die Entspannung der Brustmuskulatur und senken Sie dabei den Oberkörper nach unten, bis Sie einen leichten Dehnreiz spüren.
Nachdem Sie in der ersten Position gedehnt haben, legen Sie die Handflächen übereinander und drehen den Oberkörper zur linken Seite. Halten Sie diese Position kurz und führen Sie schließlich die Drehung zur rechten Seite aus.

E: Dehnung der Brust- und der vorderen Oberarmmuskulatur. Sie knien auf der Trainingsmatte, wobei sich die Oberschenkel etwa in senkrechter Position befinden. Einen Arm legen Sie gestreckt seitlich auf einen Ball ab und mit dem anderen Arm stützen Sie den Oberkörper. Senken Sie die Schulter, bis Sie einen leichten Dehnreiz spüren.

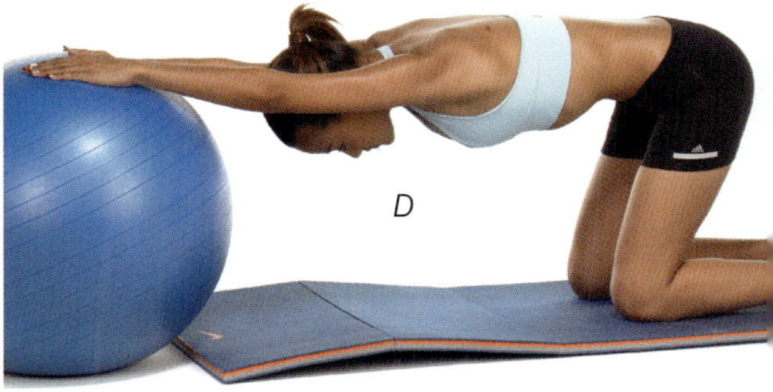

D

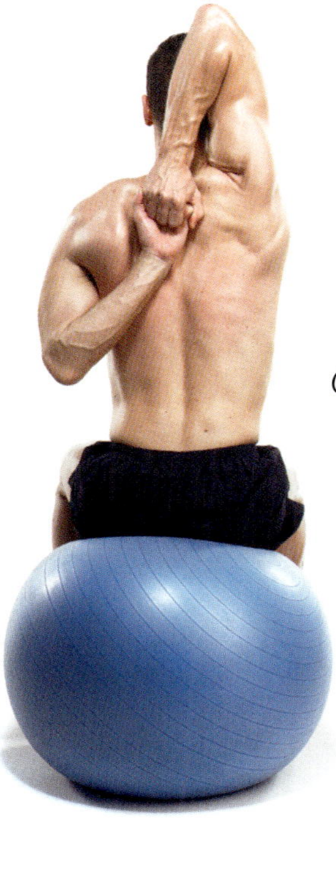

C

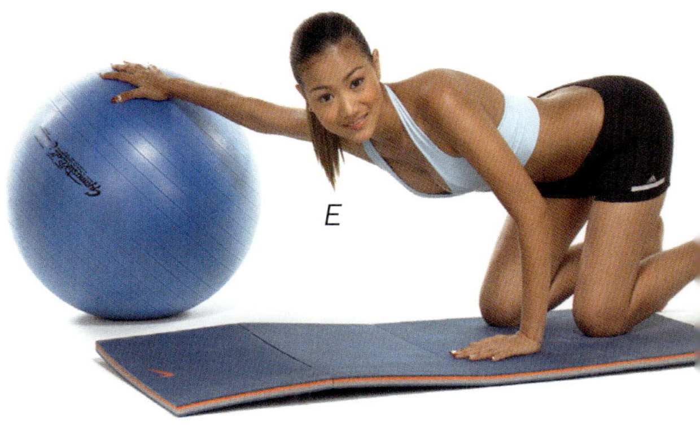

E

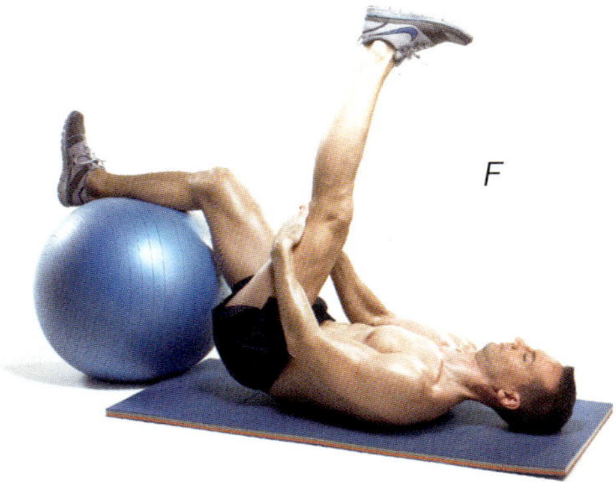

F

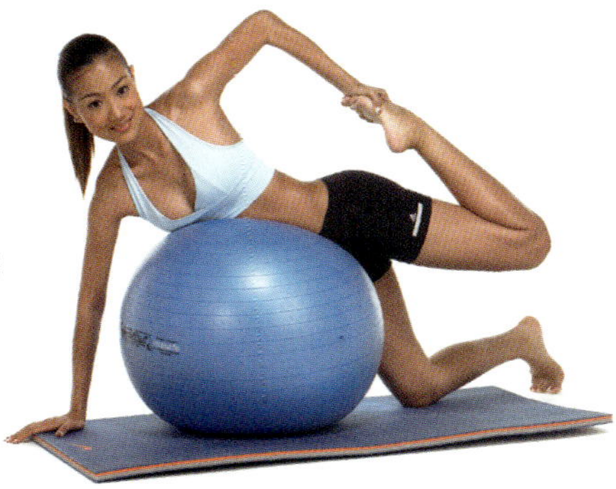

G

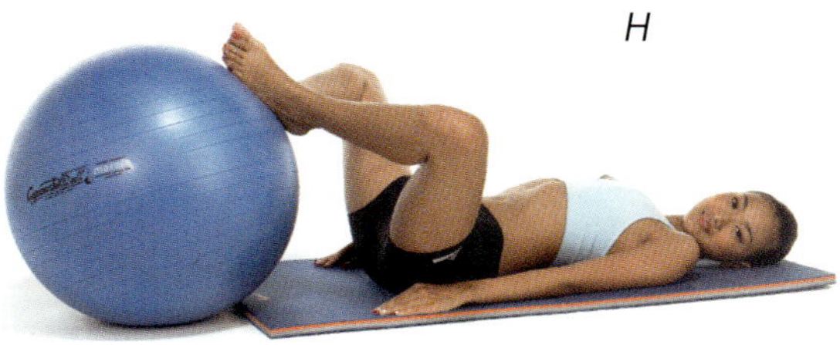

H

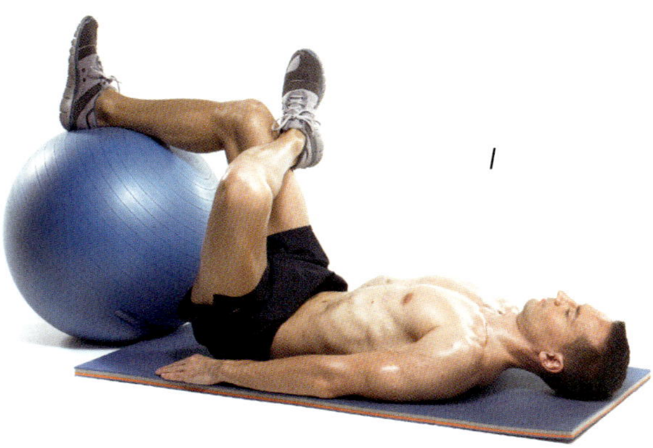

I

F: Dehnung der hinteren Oberschenkel-, der Gesäß- und der Wadenmuskulatur. Sie liegen mit dem Rücken auf der Trainingsmatte und halten ein Bein gestreckt in der Luft. Greifen Sie das Bein unterhalb der Kniekehle, um die Position zu stabilisieren, und legen Sie das andere Bein auf dem Ball ab. Heben Sie nun das Übungsbein so weit hoch, bis Sie eine Dehnspannung spüren.
Anschließend halten Sie die Position des Übungsbeins und legen das andere Bein auf dem Boden ab, um auch die Hüftmuskulatur zu dehnen.

G: Dehnung der Hüftbeuge- und der vorderen Oberschenkelmuskulatur. Sie liegen mit dem Bauch auf dem Ball. Bewegen Sie ein Bein aus eigener Kraft so weit wie möglich zum Gesäß. Greifen Sie den Fuß und ziehen Sie ihn weiter in Richtung Gesäß, bis Sie einen leichten Dehnreiz spüren. Drücken Sie dabei bewusst die Hüfte nach vorne.

H: Dehnung der inneren Oberschenkelmuskulatur. Sie liegen mit dem Rücken auf der Trainingsmatte. Legen Sie Ihre Füße mit den Fußaußenkanten auf den Ball. Dabei liegen die Fußsohlen aneinander und die Knie zeigen nach außen. Entspannen Sie die Beine und lassen Sie sie nach außen sinken, bis Sie einen leichten Dehnreiz spüren. Sie können den Ball an eine Wand legen, um zu vermeiden, dass er wegrutschen kann.

I: Dehnung der Gesäß- und der äußeren Oberschenkelmuskulatur. Sie liegen mit dem Rücken auf der Trainingsmatte und haben das rechte Bein in einem Winkel von 90 Grad auf dem Ball abgelegt. Legen Sie den linken Unterschenkel vor das rechte Knie, so dass sich das linke Knie nach außen bewegt. Rollen Sie den Ball soweit zu sich, bis Sie eine leichte Dehnspannung spüren.

2. Ausgewählte Workouts

Auf den folgenden Seiten werden Workouts vorgestellt, mit denen Sie Ihren Körper effektiv trainieren können. Beachten Sie, dass Sie das gleiche Workout nicht an 2 Tagen hintereinander ausführen. Auch empfiehlt es sich, an einem Tag in der Woche vollständig zu pausieren, insbesondere dann, wenn Sie an den anderen Wochentagen intensiv trainieren. Achten Sie darauf, dass Sie nach einem Trainingszyklus von 6–12 Wochen Umstellungen am Programm vornehmen, damit der Körper immer neu gefordert wird und keine Leistungsstagnation eintritt.

Die Ganzkörper-Workouts A oder G können Sie zwei- bis dreimal wöchentlich absolvieren. Zwischen den Trainingseinheiten pausieren Sie 1–2 Tage, um den Körper zu regenerieren.

Die Splitt-Programme ermöglichen es Ihnen, häufiger zu trainieren, da immer andere Muskelgruppen aktiviert werden. Im Splittraining könnte eine Wochenprogramm beispielsweise wie folgt aussehen: Montag und Donnerstag führen Sie das Workout B (oder C) aus, Dienstag und Freitag das Workout D und Mittwoch und Samstag das Workout E (oder F). Am Sonntag pausieren Sie zur Regeneration des Körpers.

Zu den Workouts

Die Workouts sind so zusammengestellt, dass Sie mit möglichst wenigen Übungen und somit geringer Zeitspanne die Trainingsziele verwirklichen. Sie können die Workouts mit Übungen aus diesem Buch erweitern, um die Anforderungen zu steigern.

Einsteiger führen für jede Übung im Workout 2 Sätze aus, Fortgeschrittene 3 Sätze. Für jede Übung finden Sie in diesem Buch zahlreiche Variationen und Intensivierungen. Wählen Sie eine solche Übungsvariante, mit der Sie die angegebene Wiederholungszahl erreichen. Beispielsweise wählen Einsteiger bei der Liegestütz-Übung die Variante an der Wand, um 15–20 Wiederholungen zu erreichen. Fortgeschrittene hingegen nutzen eine der Varianten am Boden mit Therapiekreisel oder Gymnastikball (siehe S. 29–30).

Nutzen Sie die Workouts als Grundlage für Ihr Training und passen Sie sie mit wachsender Trainingserfahrung an Ihre individuellen Bedürfnisse an. Beachten Sie bei der Zusammenstellung von eigenen Workouts, dass jede Muskelgruppe zumindest einmal pro Woche intensiv gekräftigt werden muss, um das Leistungsniveau aufrecht zu erhalten.

Workout A: Ganzkörper Einsteiger

Aufwärmübung und Dehnen
1. K 1: Wandliegestütz oder K 3: Flys einarmig
2. K 8: Seitheben mit Hanteln oder K 6: Seitheben mit Band
3. K 14: Ruderzug oder K 16: Rudern einarmig
4. K 55: Beckenlift mit Schultern auf Ball oder K 52: Kniebeuge mit Ball an Wand
5. K 25: Crunch oder K 31: Vorwärtsrollen im Kniesitz
6. K 45: Arm und Bein anheben oder K 51: Oberkörper aufrichten im Stand
Abwärmübung und Dehnen

Einsteiger	2 Sätze	15–20 Wdh. je Satz
		Statische Übung K 45: 20–40 Sek. halten je Satz
Fortgeschrittene	3 Sätze	8–12 Wdh. oder 15–20 Wdh. je Satz
		Statische Übung K 45: 50–60 Sek. halten je Satz

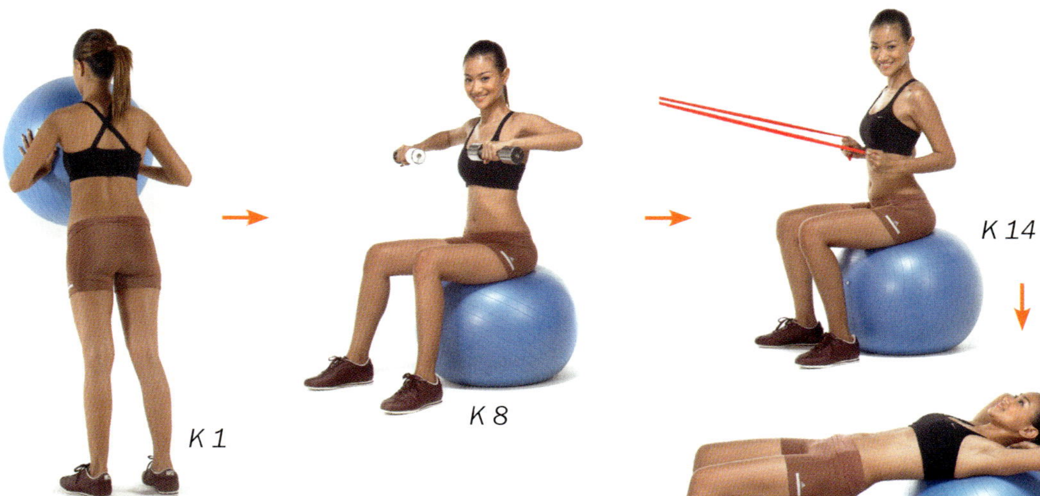

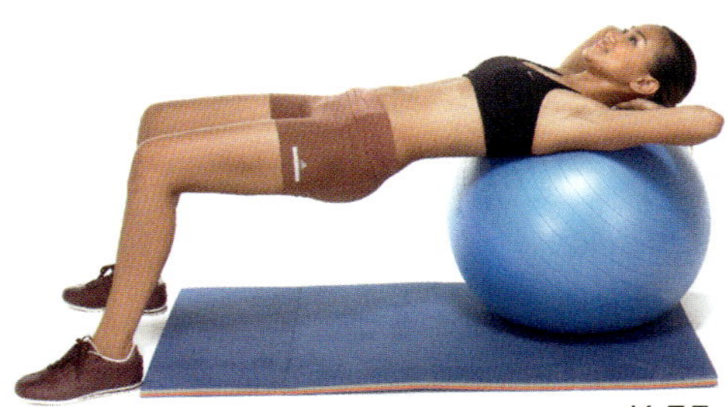

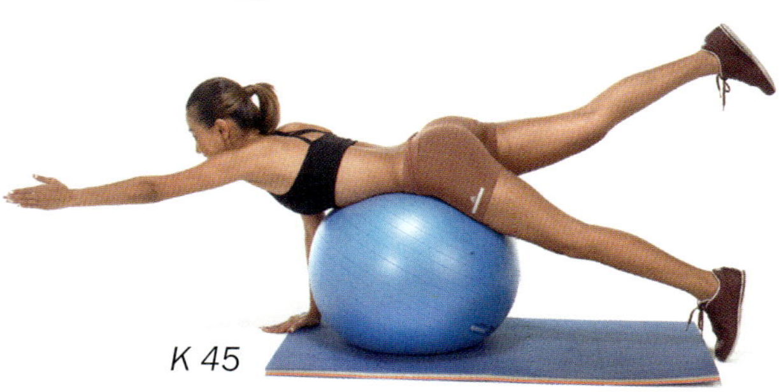

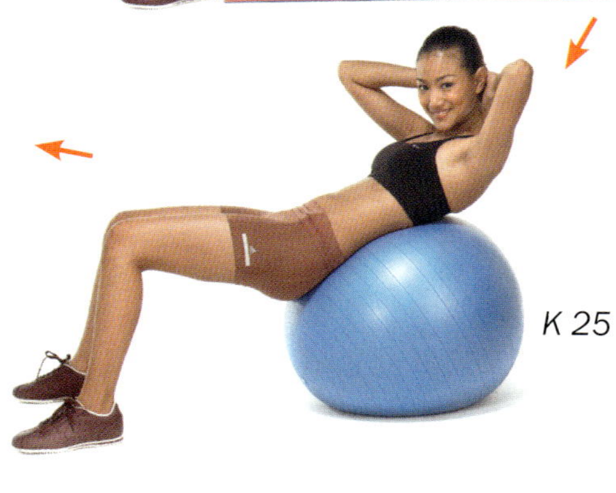

Workout A
K 1, K 8, K 14, K 55, K 25, K 45

Workout B: Oberkörper mit Stretchband

Aufwärmübung und Dehnen
1. K 3: Flys einarmig oder Flys einarmig mit diagonalem Zug
2. K 6: Seitheben mit Band oder K 20: Armheben diagonal
3. K 15: Lastzug in Bauchlage oder K 14: Ruderzug diagonal
4. K 21: Außenrotation oder K 18: Reverse Flys mit Band
5. K 22: Curl im Stand oder K 24: Konzentrationscurl mit Band
6. K 10: Arm strecken mit Band oder K 11: Arm seitlich nach unten führen
7. K 26: Crunch mit Band seitlich oder K 37: Rumpfdrehen
8. K 50: Oberkörper aufrichten im Kniesitz oder K 51: Oberkörper aufrichten im Stand
Abwärmübung und Dehnen

Einsteiger	2 Sätze	15–20 Wdh. je Satz
Fortgeschrittene	3 Sätze	8–12 Wdh. oder 15–20 Wdh. je Satz

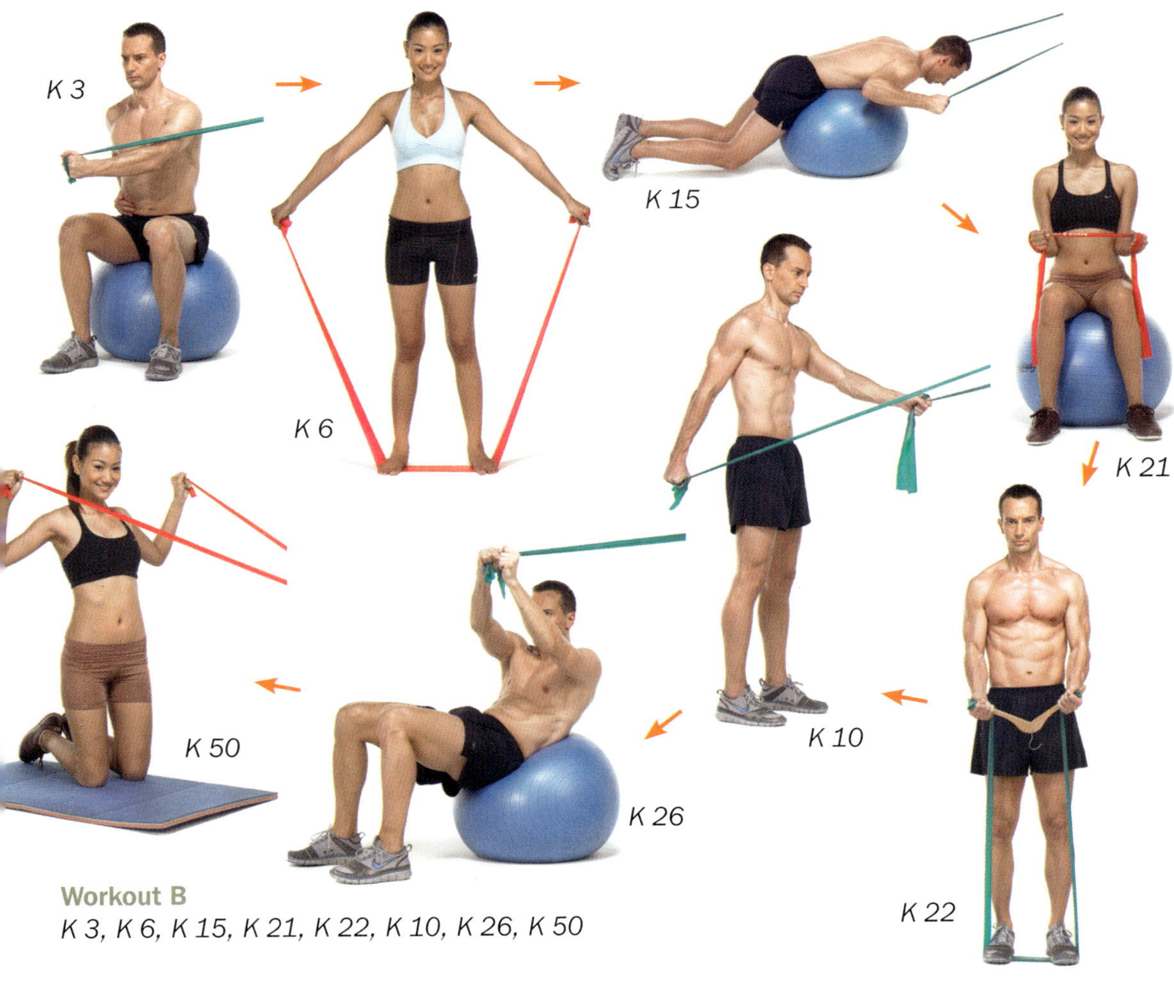

Workout B
K 3, K 6, K 15, K 21, K 22, K 10, K 26, K 50

Workout C: Oberkörper mit Kurzhanteln

Aufwärmübung und Dehnen
1. K 4: Brustdrücken oder K 5: Flys
2. K 7: Nackendrücken oder K 8: Seitheben
3. K 17: Rudern beidarmig oder K 16: Rudern einarmig
4. K 19: Reverse Flys im Liegen oder im Stand
5. K 23: Bizepscurl oder K 24: Konzentrationscurl
6. K 13: Beidarmiges Strecken nach hinten oder K 12: Armstrecken in Vorbeuge
7. K 25: Crunch mit Hanteln oder K 27: Seitlicher Crunch mit Hanteln
8. K 46: Oberkörper aufrichten mit Hanteln oder K 48: Oberkörper vorbeugen mit Hanteln
Abwärmübung und Dehnen

Einsteiger	2 Sätze	15–20 Wdh. je Satz
Fortgeschrittene	3 Sätze	8–12 Wdh. oder 15–20 Wdh. je Satz

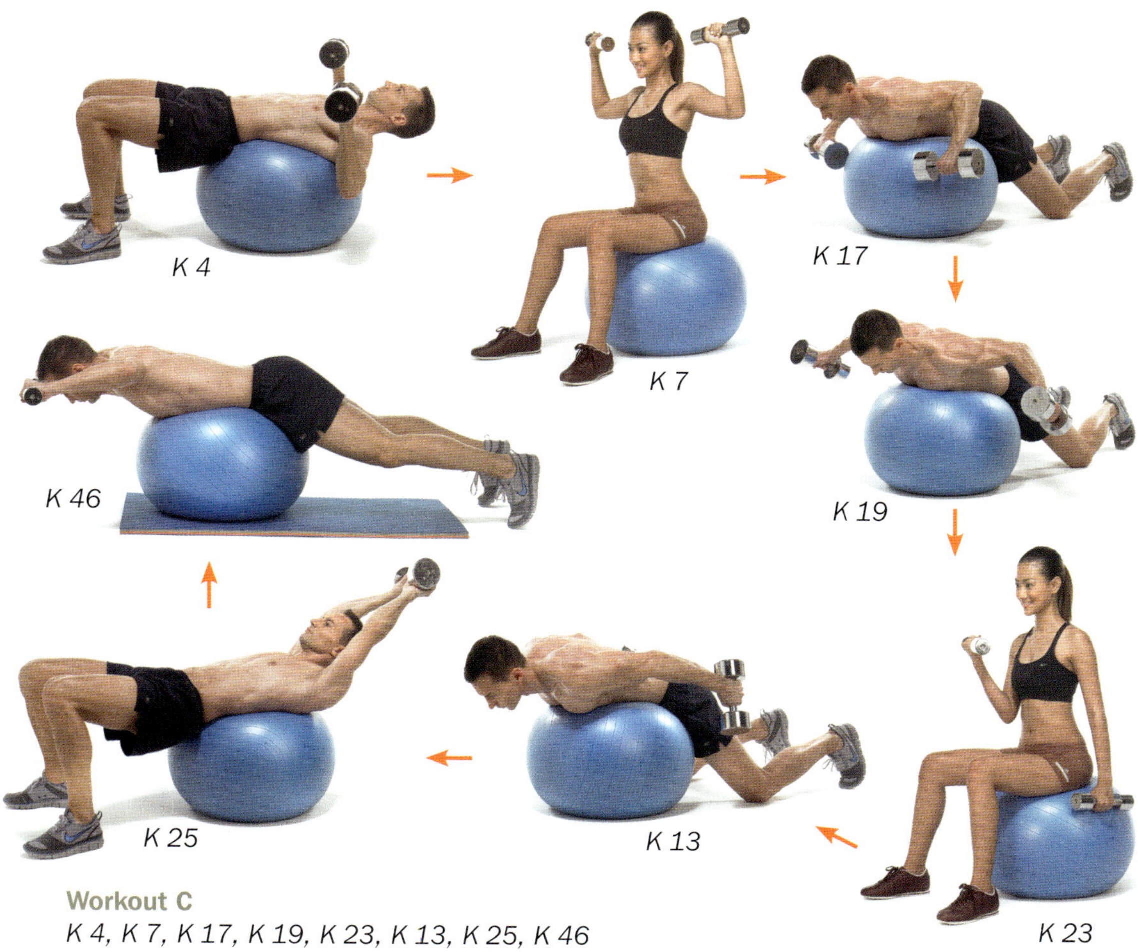

Workout C
K 4, K 7, K 17, K 19, K 23, K 13, K 25, K 46

Workout D: Beine – Po

Aufwärmübung und Dehnen
1. K 52: Kniebeuge mit Ball an Wand oder K 53: Ausfallschritt auf Kreisel
2. K 58: Beinstrecken im Sitz oder K 59: Unterschenkel nach oben drücken
3. K 60: Ball anrollen in Schulterbrücke oder K 61: Unterschenkel anziehen
4. K 62: Bein anziehen ohne oder mit Kreisel
5. K 63: Bein abspreizen ohne oder mit Kreisel
6. K 64: Gesäßtrainer im Unterarmstütz oder K 57: Beckenlift mit Füßen auf Kreisel
7. K 65: Ferse anheben im Stand oder im Sitz
Abwärmübung und Dehnen

Einsteiger	2 Sätze	15–20 Wdh. je Satz
Fortgeschrittene	3 Sätze	8–12 Wdh. oder 15–20 Wdh. je Satz

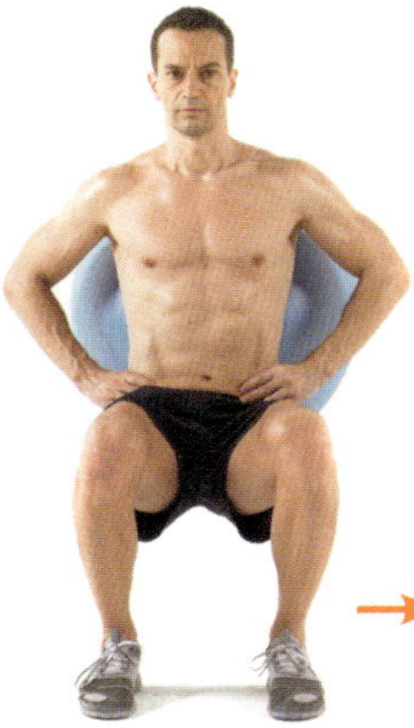
K 52

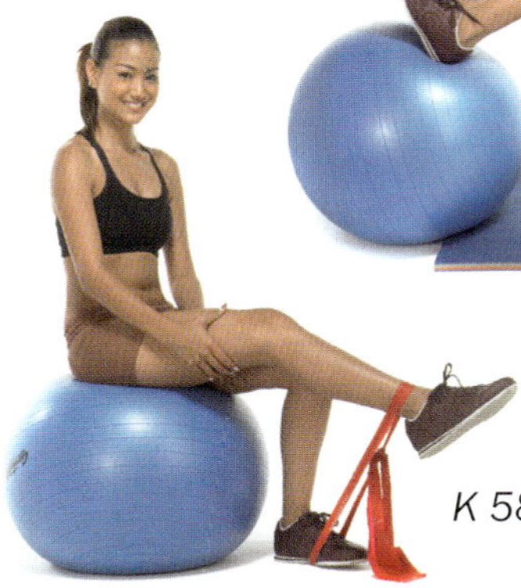
K 58

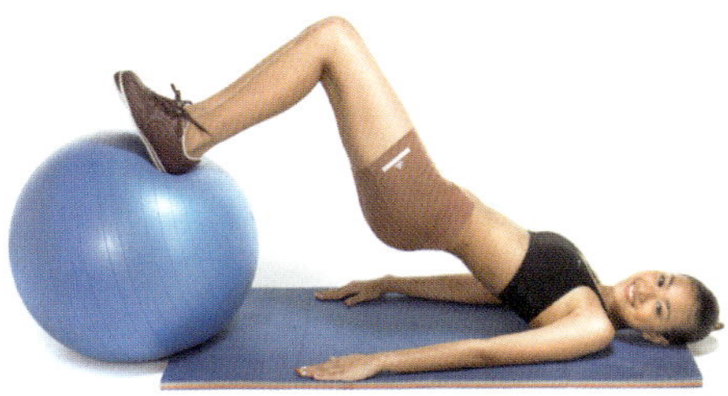
K 60

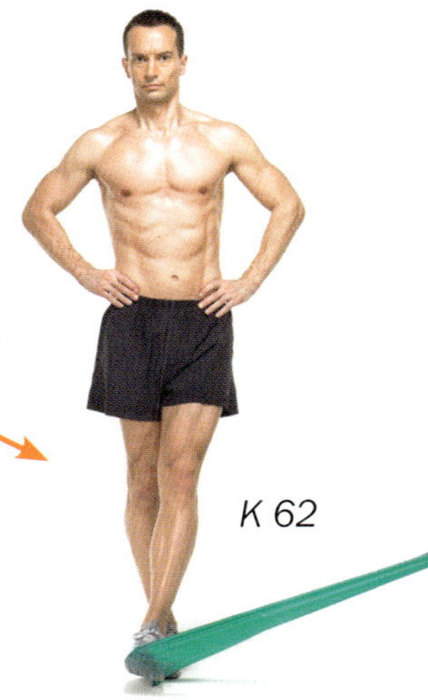
K 62

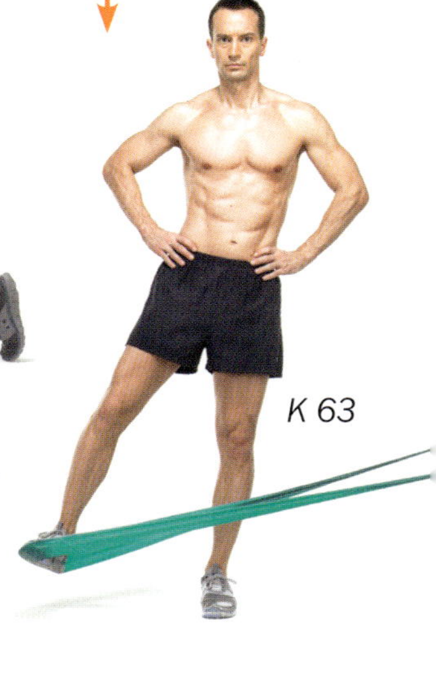
K 63

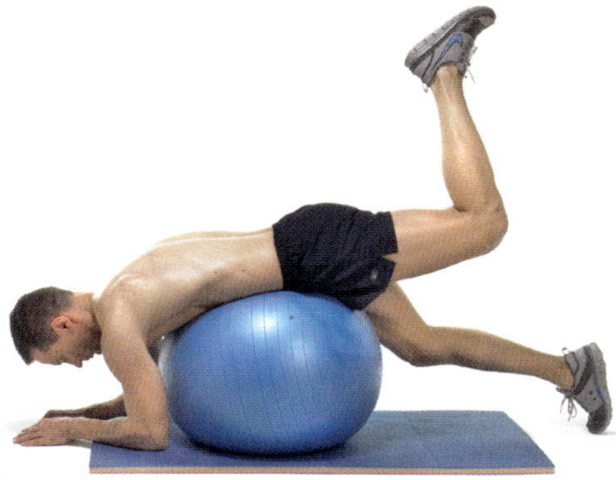
K 64

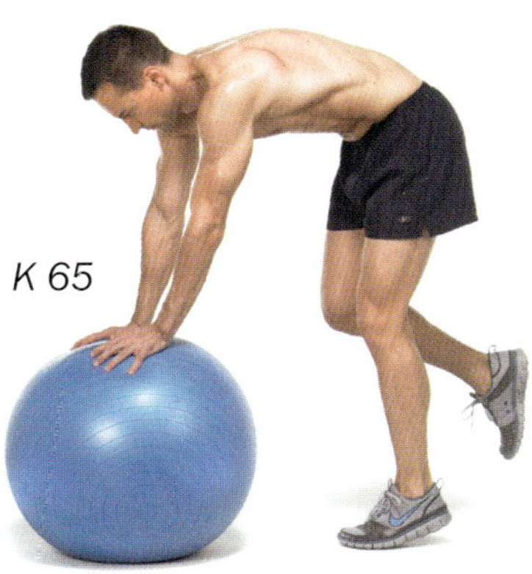
K 65

Workout D
K 52, K 58, K 60, K 62, K 63, K 64, K 65

Workout E: Sixpack

Aufwärmübung und Dehnen
1. K 28: Crunch mit Knie anziehen oder K 27: Seitlicher Crunch
2. K 30: Becken anheben oder K 40: Kniestand auf Ball
3. K 34: Ball zur Seite rollen oder K 35: Bein abspreizen auf Ball
4. K 31: Vorwärtsrollen im Kniestütz oder K 39: Schritte im Unterarmstütz
5. K 37: Rumpfdrehen oder K 44: Rückenlage ausbalancieren
6. K 48: Oberkörper vorbeugen im Stand oder K 50: Oberkörper aufrichten im Kniesitz
Abwärmübung und Dehnen

Einsteiger	2 Sätze	15–20 Wdh. je Satz
		Statische Übungen K 39, K 40, K 44: 20–30 Sek. halten je Satz
Fortgeschrittene	3 Sätze	8–12 Wdh. oder 15–20 Wdh. je Satz
		Statische Übung K 39, K 40, K 44: 30–40 Sek. halten je Satz

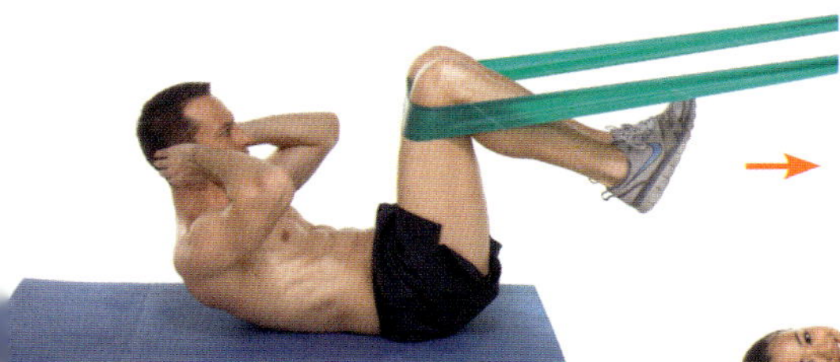
K 28

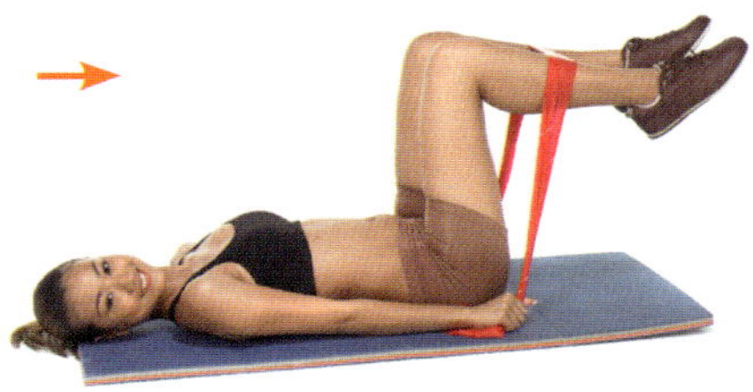
K 30

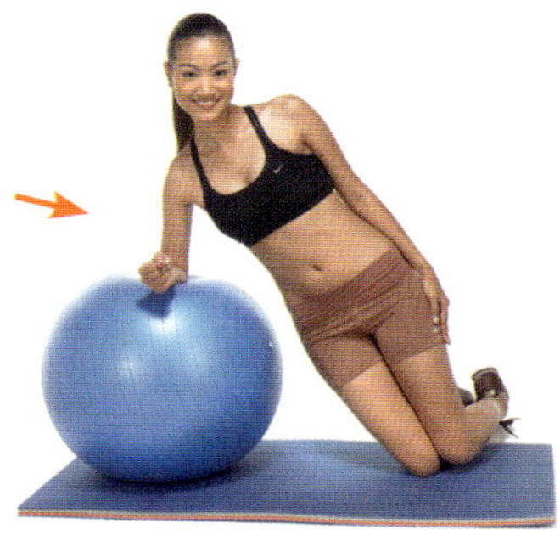
K 34

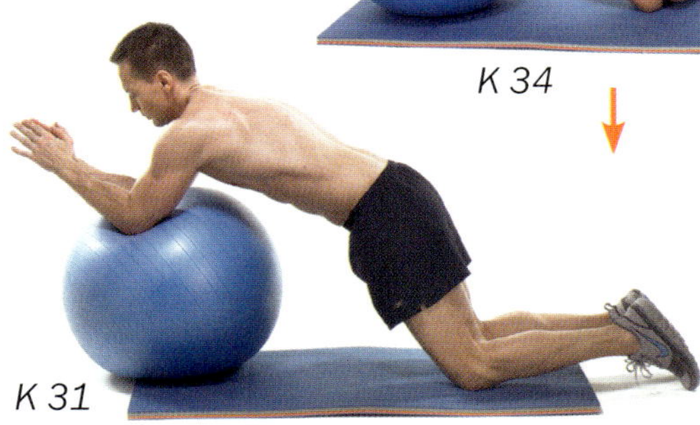
K 31

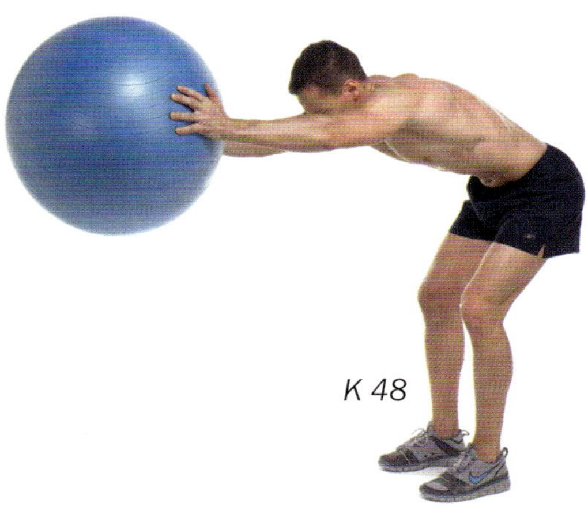
K 48

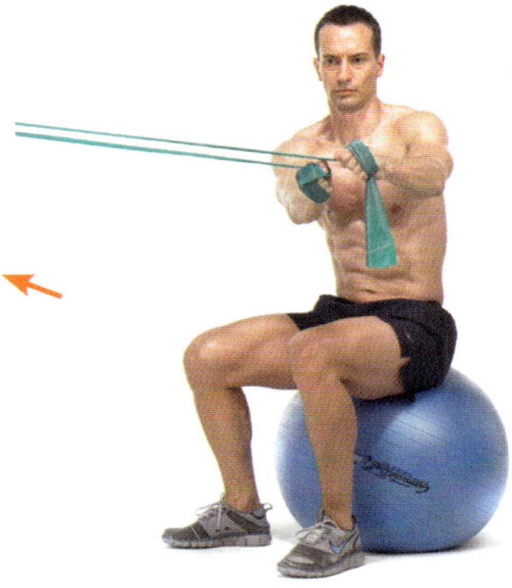
K 37

Workout E
K 28, K 30, K 34, K 31, K 37, K 48

Workout F: Sixpack/Core intensiv

Aufwärmübung und Dehnen
1. K 41: Bauchroller oder K 29: Gestreckte Beine anziehen
2. K 40: Einbeiniger Kniestand auf Ball oder K 32: Unterarmstütz mit Füßen auf Ball
3. K 38: Seitliches Drehen auf Ball oder K 36: Oberkörper seitlich anheben
4. K 33: Seitlicher Unterarmstütz mit Armen oder Füßen auf Ball
5. K 44: Rückenlage ausbalancieren oder K 43: Rückwärtiger Unterarmstütz
6. K 50: Oberkörper aufrichten im Sitz auf Ball oder K 49: Rumpf seitlich drehen
Abwärmübung und Dehnen

Fortgeschrittene	3 Sätze	8–12 Wdh. oder 15–20 Wdh. je Satz
		K 32, K 40, K 43, K 44: 40–60 Sek. halten je Satz

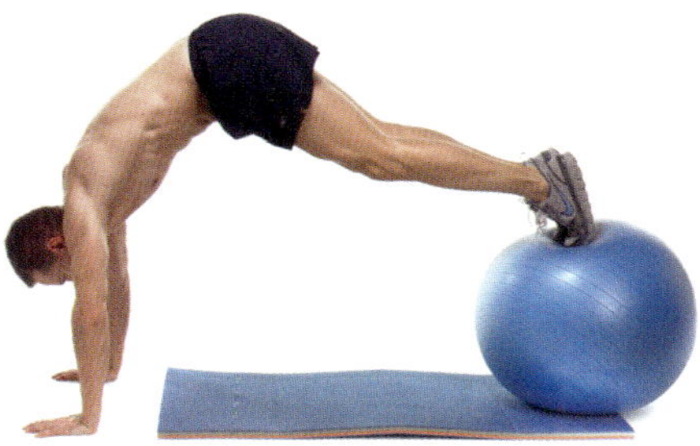

K 41

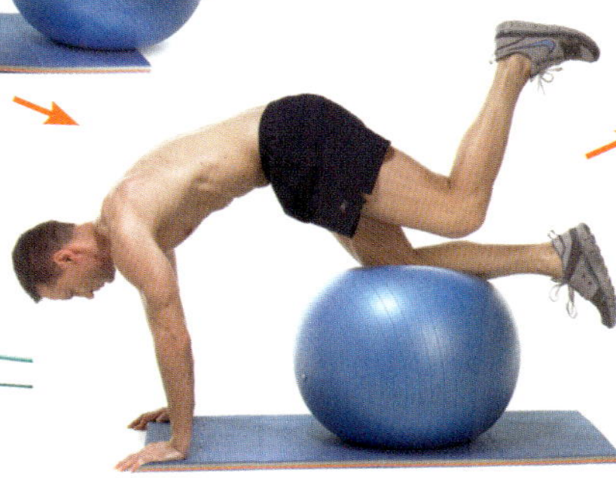

K 40

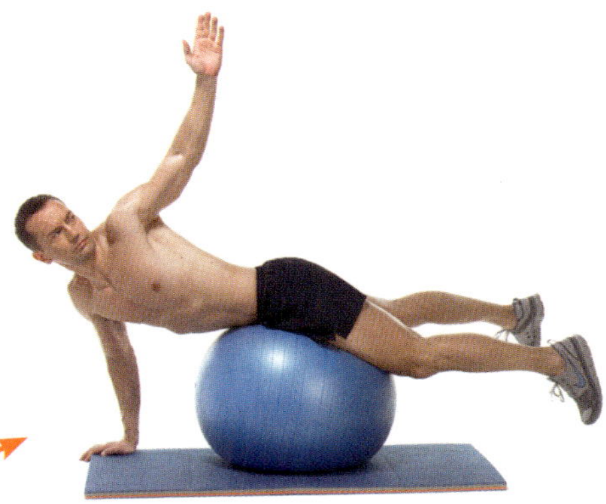

K 38

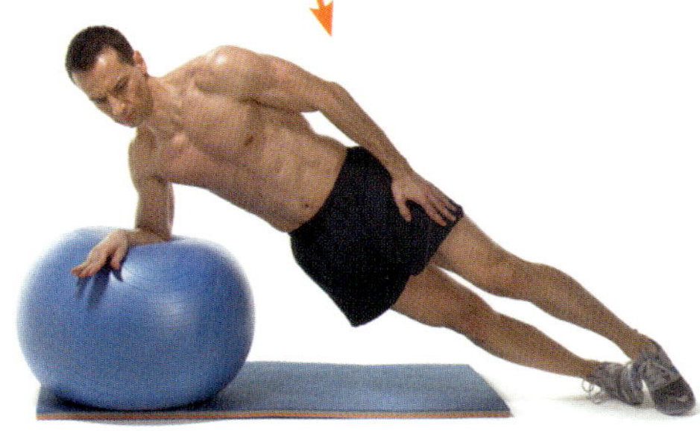

K 33

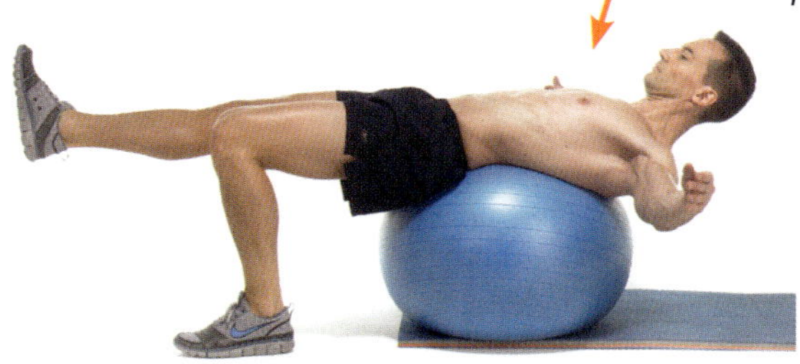

K 44

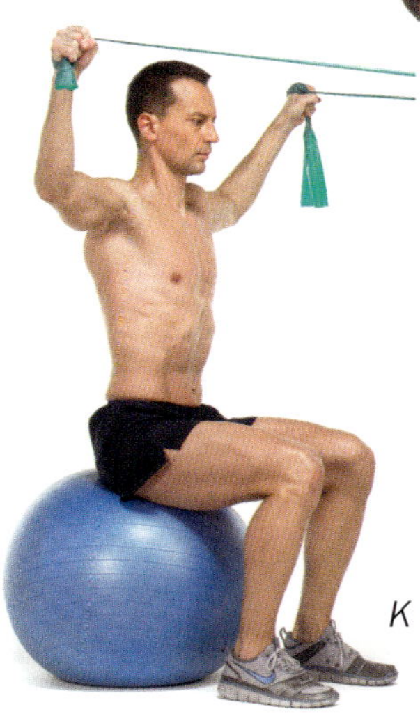

K 50

Workout F
K 41, K 40, K 38, K 33, K 44, K 50

Workout G: Ganzkörper intensiv

Aufwärmübung und Dehnen
1. K 42: Beine anziehen und Liegestütz oder K 2: Liegestütz
2. K 9: Dips oder K 7: Nackendrücken
3. K 17: Rudern beidarmig oder K 16: Rudern einarmig
4. K 54: Kniebeuge mit Fuß auf Ball oder K 53: Ausfallschritt auf Kreisel
5. K 60: Ball anrollen einbeinig oder K 56: Beckenlift mit Ferse auf Ball einbeinig
6. K 29: Gestreckte Beine anziehen oder K 32: Unterarmstütz einbeinig
7. K 36: Oberkörper seitlich anheben oder K 33: Seitlicher Unterarmstütz
8. K 47: Wippe oder K 46: Oberkörper aufrichten mit Hanteln
Abwärmübung und Dehnen

Fortgeschrittene	3 Sätze	8–12 Wdh. oder 15–20 Wdh. je Satz
		K 32: 40–60 Sek. halten je Satz

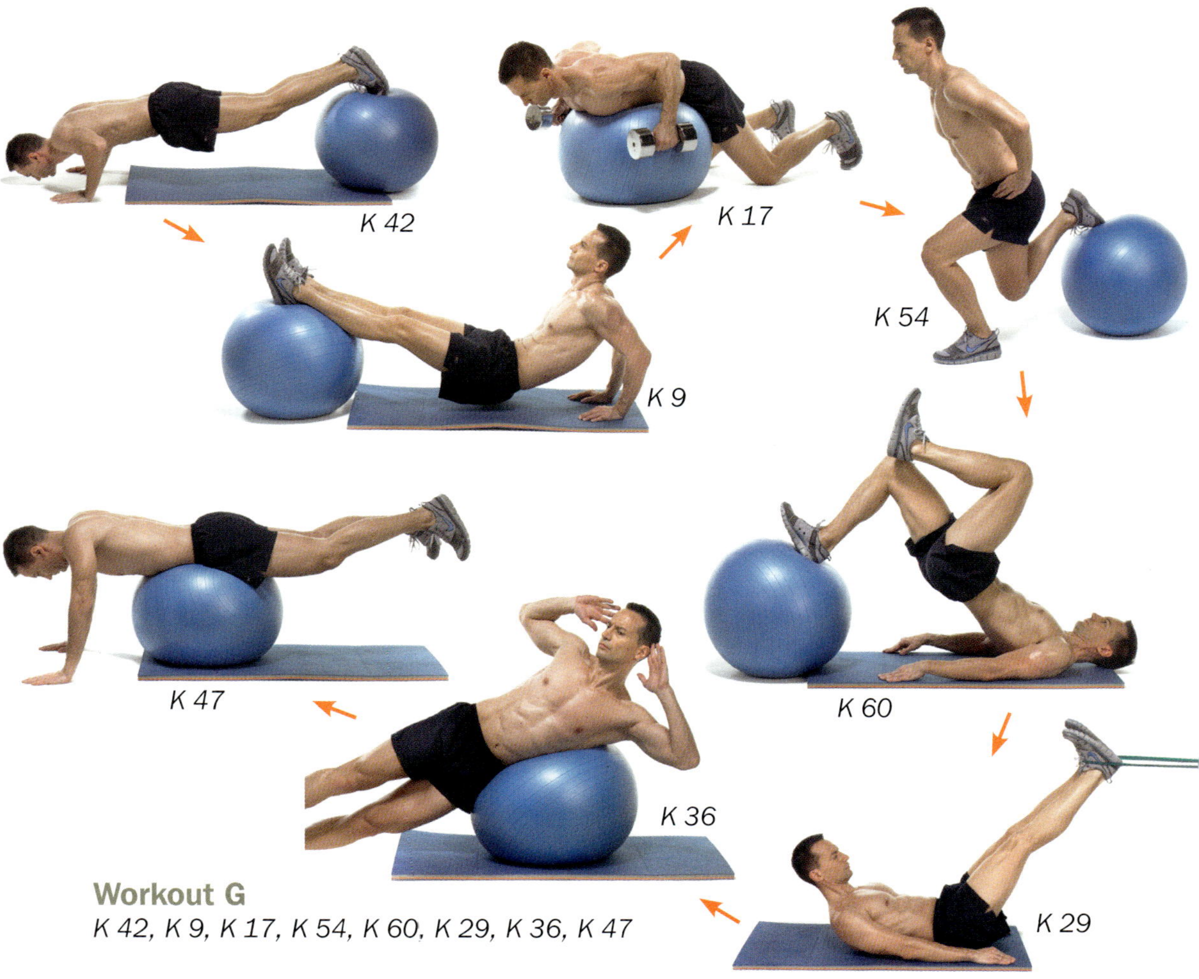

Workout G
K 42, K 9, K 17, K 54, K 60, K 29, K 36, K 47

Literaturverzeichnis

Delp, C.: Best Stretching. Dehn-Übungen für alle Sportarten, 2. Aufl., Stuttgart 2008.
Delp, C.: Thaiboxen basics, Stuttgart 2008.
Delp, C.: Kampfsport Solotraining, Stuttgart 2007.
Delp, C.: Perfektes Bodyweight-Training, Stuttgart 2007.
Delp, C.: Das große Fitnessbuch, Stuttgart 2006.
Delp, C.: Fitness für Kampfsportler, Stuttgart 2006.
Delp, C.: Kickboxen basics, Stuttgart 2006.
Delp, C.: Perfekt Kickboxen, Stuttgart 2006.
Delp, C.: Sixpack-Trainer, Stuttgart 2006.
Delp, C.: Fitness für Männer, Stuttgart 2005.
Delp, C.: Perfektes Hanteltraining, Stuttgart 2005.
Delp, C.: Selbstverteidigung verständlich gemacht, München 2005.
Delp, C.: Fitness für Frauen. Mit Claudia Hein (Miss Germany 2004), Stuttgart 2004.
Delp, C.: Muay Thai. Traditionen, Techniken und Grundlagen des Thai-Boxens, Stuttgart 2004.
Delp, C.: So kämpfen die Stars. Die besten Kampfsporttechniken zum Selbsttraining, Stuttgart 2003.
Delp, C.: Thai-Boxen professional, Stuttgart 2002.
Delp, C.: Bodytraining für Zuhause basics, Stuttgart 2002.
Häfelinger, U./Schuba, V.: Koordinationstherapie – Propriozeptives Training, 2. Aufl., Aachen 2004.

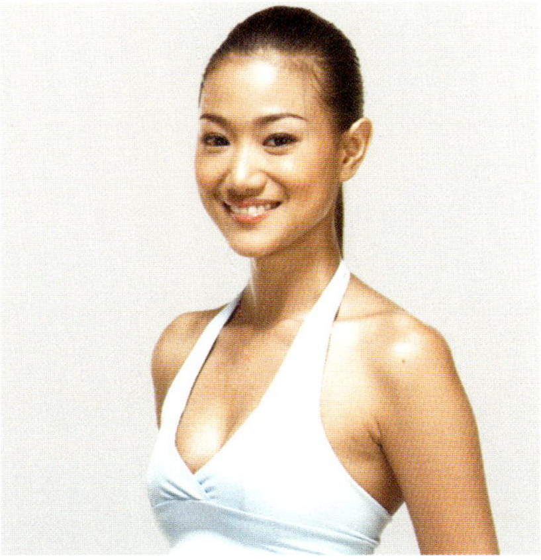

Buchteam

Supharat Rattayang (Nan)
Model und Fitnesssportlerin
u. a. Repräsentantin für California Fitness, Bangkok.

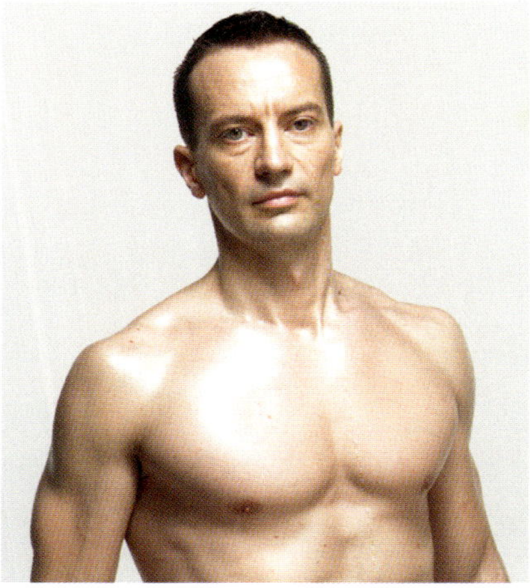

Autor
Christoph Delp, Diplom-Betriebswirt und Autor
Trainer für Fitness und Muay Thai (Thai-Boxen)
Neuste deutschsprachige Publikationen:
„Best Stretching“ (2008). „Thai-Boxen basics“ (2008), „Bodyweight-Training“ (2007), „Kampfsport Solotraining“ (2007),„Das große Fitnessbuch” (2006), „Fitness für Kampfsportler” (2006), „Kickboxen basics” (2006), „Sixpack-Trainer“ (2006), „Perfektes Hanteltraining“ (2005).
www.christophdelp.de; www.muaythai.de

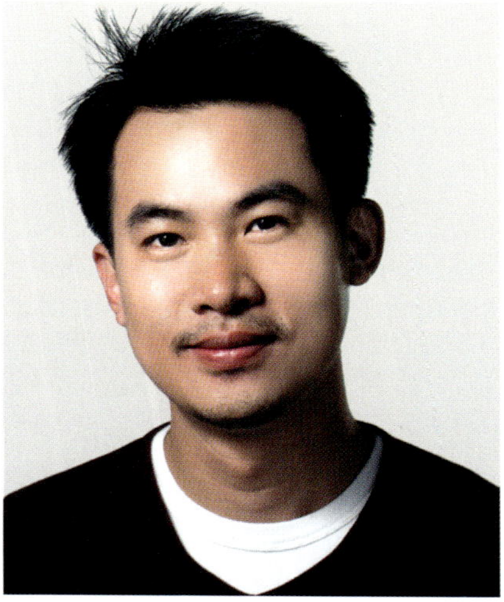

Bildverzeichnis
Fotos von Nopphadol Viwatkamolwat
www.astudioonline.de

FITNESS

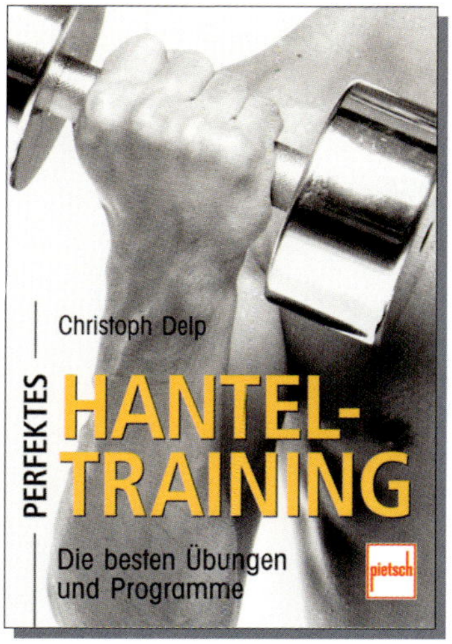

Christoph Delp
Perfektes Hanteltraining
Übungen werden in sinnvollen Trainingseinheiten zu Programmen zusammengefasst. Dazu Tipps zur Ernährung und zur Bestimmung der individuellen Belastungsgrenze.
96 Seiten, 171 Farbbilder, 1 Zeichnung
Bestell-Nr. 50483 **€ 14,90**

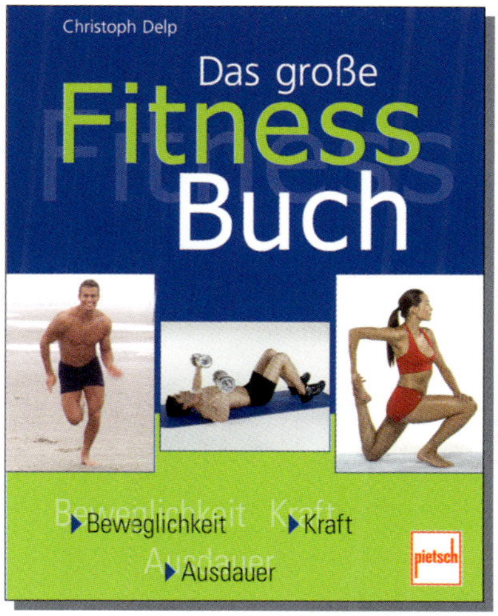

Christoph Delp
Das große Fitness-Buch
Dieses Buch berücksichtigt alle Aspekte der körperlichen Fitness. Es beinhaltet die besten Übungen und Trainingsformen für Ausdauer, Kraft und Beweglichkeit – ergänzt durch detaillierte Beschreibungen der körperlichen Grundlagen und einer sinnvollen Ernährung. Besonders hilfreich sind spezielle Trainingsprogramme für Ausdauer, Fettabbau und Muskelaufbau, die dieses Buch zu einer Art Personal Trainer für Studio- und Heimtraining machen.
224 Seiten, 395 Farbbilder, 1 Zeichnung
Bestell-Nr. 50500 **€ 24,90**

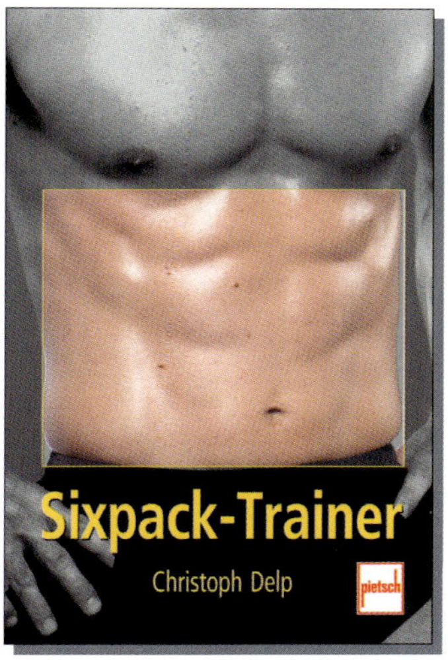

Christoph Delp
Sixpack-Trainer
Der Autor hat zahlreiche Übungen getestet, die effektivsten ausgewählt und hier festgehalten, damit dieser Ratgeber für schnell sichtbare und langfristig haltbare Erfolge sorgt. Die einzelnen Programme sind leicht nachvollziehbar und anschaulich bebildert.
104 Seiten, 152 Farbbilder, 1 Zeichnung
Bestell-Nr. 50501 **€ 14,95**

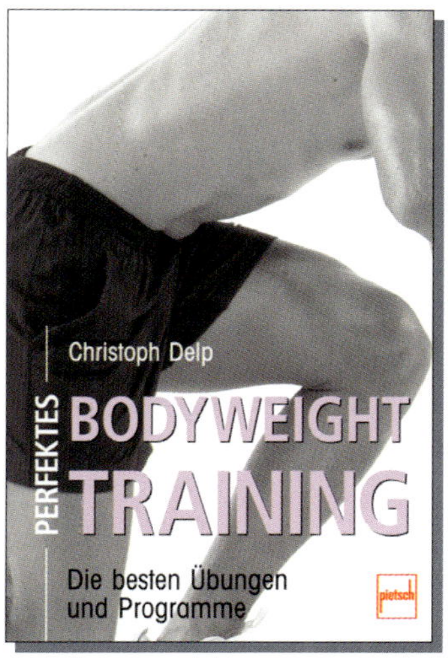

Christoph Delp
Perfektes Bodyweight Training
Diese kostengünstige, ortsunabhängige und sehr gelenkschonende Form des Trainings ist inzwischen so beliebt, dass der Begriff »Bodyweight« in den Sprachgebrauch übergegangen ist. Christoph Delp stellt in diesem Ratgeber Übungen und Programme vor.
112 Seiten, 198 Farbbilder
Bestell-Nr. 50538 **€ 14,95**

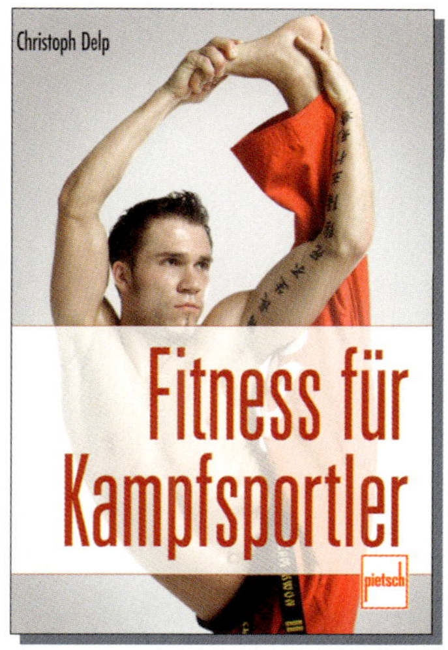

Christoph Delp
Fitness für Kampfsportler
Auch bei Kampfsportlern ist die körperliche Fitness Grundlage des Erfolges. Der Autor stellt hier die effektivsten Übungen zur Entwicklung aller körperlichen Voraussetzungen und für den optimalen Aufbau abschließend ganze Trainingsprogramme vor.
96 Seiten, 216 Farbbilder, 1 Zeichnung
Bestell-Nr. 50489 **€ 14,90**

IHR VERLAG FÜR FITNESS-BÜCHER

Postfach 10 37 43 · 70032 Stuttgart
Tel. (07 11) 2108065 · Fax (07 11) 2108070
www.paul-pietsch-verlage.de

pietsch